Impressum

© WellnessInPerfektion WIP GmbH, Berlin 2022

Registergericht:	Amtsgericht Berlin – Registernummer: HRB 139323 B
Geschäftsführer:	Ulrich Pötter
USt.-ID:	DE281026800
Anschrift:	WellnessInPerfektion WIP GmbH – Bayreuther Str. 8 – 10787 Berlin
Telefon:	+49 30 36288150
Fax:	+49 30 36288152
E-Mail:	info@wellnessinperfektion.de
Internet:	https://www.wellnessinperfektion.de

ISBN 978-3-948149-96-3

Text:	Corina Förster, Christina Treu, Ulrich Pötter
Layout/Satz:	FGW-Design Berlin, Kai-Uwe Scheel, https://www.fgw-design.de
Fotos/Grafiken:	Lizenzgeber Fotolia und Adobe Stock (siehe Abbildungsverzeichnis)
Covergestaltung:	FGW-Design Berlin, Kai-Uwe Scheel, https://www.fgw-design.de
Coverfoto:	puhhha – Lizenzgeber Adobe Stock (siehe Abbildungsverzeichnis)

Bibliografische Information der Deutschen Nationalbibliothek:
Die Deutsche Nationalbibliothek verzeichnet diese Publikation in der Deutschen Nationalbibliografie; detaillierte bibliografische Daten sind im Internet über https://portal.dnb.de abrufbar.

Hinweise

Die Anwendung der dargestellten Inhalte, Empfehlungen, Techniken und Dosierungen erfolgt immer auf eigene Gefahr des Benutzers. Jeder Benutzer ist angehalten, durch sorgfältige Prüfung und gegebenenfalls nach Konsultation eines Spezialisten festzustellen, ob die Ausführung für ihn und/oder den Anwendungsempfänger ungefährlich ist. Je nach Grundqualifikation des Benutzers und gesetzlichen Regelungen des Landes können die vermittelten Techniken präventiv, wellnessorientiert und/oder therapeutisch abgegeben werden. Weiterhin gelten die aktuellen, allgemeinen Geschäftsbedingungen (AGB) des Anbieters, im Internet online einzusehen auf www.wellnessinperfektion.de

Falls wir in unseren Anleitungen auf Seiten im Internet verweisen/verlinken, haben wir diese nach sorgfältigen Erwägungen ausgewählt. Auf Inhalt und Gestaltung haben wir jedoch keinen Einfluss. Wir distanzieren uns daher ausdrücklich von diesen Seiten, soweit darin rechtswidrige, insbesondere jugendgefährdende oder verfassungsfeindliche Inhalte zutage treten sollten.

Aus Gründen der Verständlichkeit und einfacheren Lesbarkeit haben wir uns dafür entschieden, nur die männliche Form (z. B. Masseur) zu verwenden. Dies ist keinesfalls als Diskriminierung gemeint, sondern soll lediglich die Nachvollziehbarkeit und den klaren Sachverhalt innerhalb der Anleitung unterstützen. Auch werden zur besseren Lesbarkeit und Abwechslung einige Begriffe als Synonyme verwendet (z. B. Masseur, Massagefachkraft, Fachpraktiker, Massagetherapeut), die jedoch die gleiche Person darstellen sollen, eine Ableitung von höheren/niedrigen Qualifikationen (Berechtigungen) wird daraus nicht abgeleitet.

Handbuch Wellnessheimstudium

In 12 Wochen zum Wellness-Experten

Inhalt

Einleitung (Vorwort)

Liebe Leserin, lieber Leser!

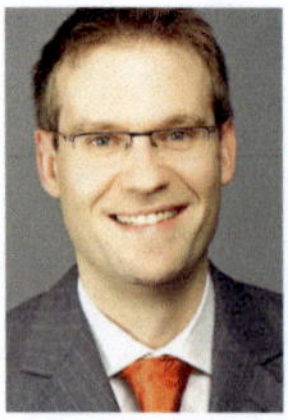

Mein Name ist Uli Pötter – ich begrüße Dich herzlich zum Heimstudium und gratuliere Dir zu der Entscheidung, eine fundierte, professionelle und praxisorientierte Ausbildung im Massage- und Wellnessbereich aufzunehmen.

Diese Entscheidung ist richtig! Denn bereits seit einigen Jahren gehört die Wellnessindustrie zu den „stabilen Motoren" der internationalen Wirtschaft. Beispielsweise wurden allein in Deutschland schon zur Jahrtausendwende mehr als 70 Milliarden Euro für Wellness, Massagen und Prävention ausgegeben – das entspricht einem Betrag von beinahe 1.000 € pro Person – die Tendenz ist steigend!

Auch bekannte Nachrichtenmagazine (wie z. B. der FOCUS) bestätigen den Trend, sich selbst mehr um die eigene Gesundheit zu kümmern. Als positive Folge dieser Entwicklung steigt die Nachfrage an präventiven und wellnessorientierten Dienstleistungen kontinuierlich an und kann nur durch speziell geschulte Personen bedient werden.

Als angehende Wellness-Fachkraft bist Du in der Lage, individuelle und wohltuende Massagen zu geben und Kunden jeden Alters professionell zu betreuen. Die Wellnessbranche stellt somit einer der innovativsten Berufsbereiche des 21. Jahrhunderts dar.

Nun kann es losgehen: Ich wünsche Dir viel Spaß und Erfolg bei Deinem Heimstudium!

Alles Liebe, Dein Uli Pötter

Über den Autor

Der Autor Ulrich Pötter ist staatlich anerkannter Therapeut (Sportphysiotherapeut, Manualtherapeut, Masseur und medizinischer Trainingsexperte) und schon seit über 20 Jahren im Massage-, Wellness- und Fitnessbereich als Unternehmer erfolgreich tätig.

Er ist zudem Direktor und Geschäftsführer von 5 deutschen Wellness-Akademien und betreut mit seinem Team über 800 Wellness-Studenten jährlich in diversen Präsenz- und Fernlehrgängen. Als Autor hat er Massage- und Fitnesslehrgänge mit mehreren 1000 Seiten Inhalt entwickelt und gilt als gefragter Experte auf diesen Gebieten.

DEUTSCHE AKADEMIE für Massagepraktiken

SPORT & WELLNESS Akademie Via Vita!

www.fachpraktiker.de

www.swav-berlin.de

WELLNESS In Perfektion

www.fitnesscoach-ausbildung.de

www.wellnessheimstudium.de

DEUTSCHE AKADEMIE für Medical Fitness

WELLNESS Heimstudium

1. Definition „Wellness"

1.1 Was genau ist Wellness?

Die Bezeichnung „Wellness" ist heutzutage in aller Munde; doch was genau verbirgt sich dahinter? Zählt hierzu bereits eine Massage, eine Fangopackung, ein Besuch in der Sauna? Oder ist Wellness vielleicht doch etwas mehr?

Der Begriff selbst ist keine neue Erfindung: Das Wort „wealnesse" wurde bereits im Jahre 1654 das erste Mal im Rahmen einer Monografie von Sir A. Johnson verwendet. Die Übersetzung lautete „gute Gesundheit".

Heute wird darunter das ganzheitliche Wohlbefinden verstanden, das im Zusammenhang mit gesundheitsfördernden Faktoren steht. Der Begriff „Wellness" stammt aus dem englischsprachigen Raum und setzt sich aus den beiden Worten „well-being" sowie „fitness" zusammen. Dementsprechend ist hiermit einerseits das Wohlfühlen und andererseits eine gute, körperliche Konstitution gemeint. Ebenso integriert der Begriff alles, was zu den Themen Entspannung, Erholung sowie Schönheit gehört. Dabei wird nicht nur ein hoher Wert auf das körperliche, sondern ebenfalls auf das seelische Wohlbefinden gelegt.

„Wellness" ist jedoch keine geschützte Bezeichnung, sodass keine festgelegte Definition existiert. Im Allgemeinen zählt hier die seelische Belastbarkeit ebenso dazu, wie die geistige Beweglichkeit und die körperliche Fitness. Doch der Begriff geht noch viel weiter und beinhaltet ebenfalls eine positive Einstellung zum Arbeitsleben, einen harmonischen Privatbereich sowie das Leben im Einklang mit der Natur.

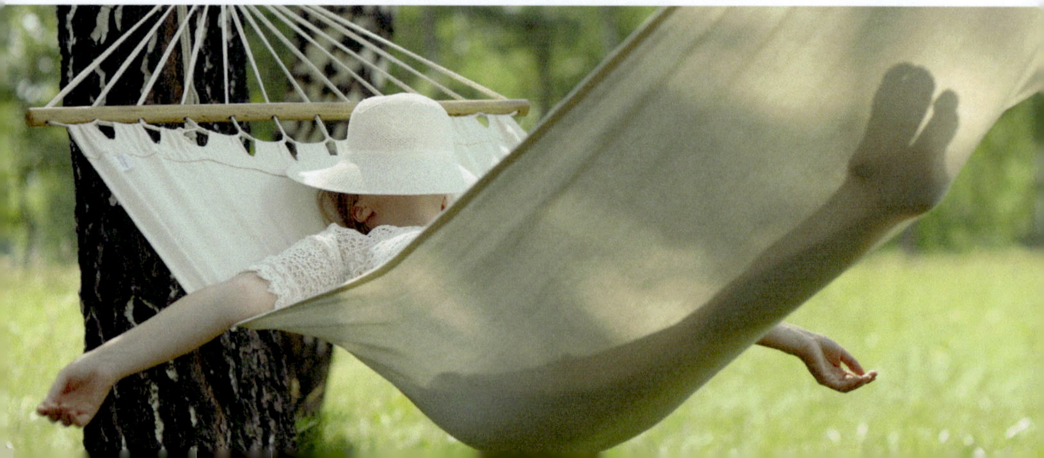

Dementsprechend ist Wellness weitaus mehr, als „nur" eine Massage oder eine Fangopackung; es handelt sich um eine Lebenseinstellung, die darauf ausgerichtet ist, Körper und Seele etwas Gutes zu tun. Hiermit ist es möglich, bewusst wieder zu neuer Energie zu gelangen, sich Zeit für die schönen Dinge des Lebens zu nehmen und sich auch einmal verwöhnen zu lassen.

1.2 Warum ist Entspannung wichtig?

Immer wieder wird beteuert, dass Entspannung ungemein wichtig ist. Doch warum ist das so und was wird gemeinhin unter Entspannung verstanden?

1.2.1 Entspannung: Definition

Als Entspannung wird im Allgemeinen der Zustand bezeichnet, in dem Du Dich wohlfühlst. Das bedeutet, dass sich hier Körper, Geist sowie Seele in Balance befinden und keinerlei Anspannung, Belastung oder Druck vorhanden ist. Entspannung ist eine ganz besondere Fähigkeit, über die jeder Mensch verfügt.

1.2.2 Entspannung ist wichtig

Nur durch regelmäßige Entspannung ist es möglich, dass Dein Körper gesund bleibt. Ohne Entspannung kommt es zu einer vermehrten Anhäufung von Stress, die den menschlichen Körper aus seiner Balance reißt.

Typische körperliche Symptome sind beispielsweise Herzstolpern, Atemstörungen, Magenschmerzen und Spannungskopfschmerzen. Auf psychischer Ebene kann sich fehlende Entspannung unter anderem durch Konzentrationsschwäche, Schlafstörungen, Angstzustände sowie Arbeits- und Leistungsstörungen bemerkbar machen. Länger andauernde Stresssituationen führen zu ernsthaften Erkrankungen.

Vor allem in der heutigen Zeit, in der, dank moderner Technik, jeder immer und überall erreichbar ist, hohe Anforderungen im Berufs- und Alltagsleben gestellt werden, kommt die Entspannung jedoch häufig zu kurz. So sind beispielsweise Überstunden die Regel, die Kinder möchten ebenfalls versorgt werden und abends ruft bereits das Home-Office. Doch Dein Körper kann diesen hohen Energielevel nicht beständig aufrechterhalten: Irgendwann ist es dringend notwendig, sich zu entspannen.

Durch Entspannung verfügst Du wieder über ausreichend Energie, um den Alltag erneut zu bewältigen. Ein weiterer positiver Effekt ist, dass Du den verschiedensten Stresssituationen mit deutlich mehr Gelassenheit und Ruhe begegnest.

1.2.3 Wirkungsweise

Entspannung beziehungsweise die verschiedenen Entspannungstechniken bieten den Vorteil, dass sie ganzheitlich, auf psychischer sowie auf physischer Ebene, auf unterschiedliche Weisen wirken. So ist es hiermit unter anderem möglich, vom Alltag abzuschalten, die notwendigen Tätigkeiten müheloser zu verrichten und die Lebensqualität zu steigern.

Dein Körper ist dank ausreichender Entspannung dazu in der Lage, sich zu regenerieren und erfolgreich Abwehrkräften aufzubauen. Zu den vielfältigen, positiven Wirkungen gehören ebenfalls die Lösung von Muskelverspannungen, eine Verbesserung von Befindlichkeitsstörungen bei einer vorliegenden, depressiven Verstimmung sowie eine größere Gleichmäßigkeit des Herzschlags und der Atmung. Dementsprechend sollte der Entspannung, vor allem in der heutigen Zeit, mehr Bedeutung zukommen.

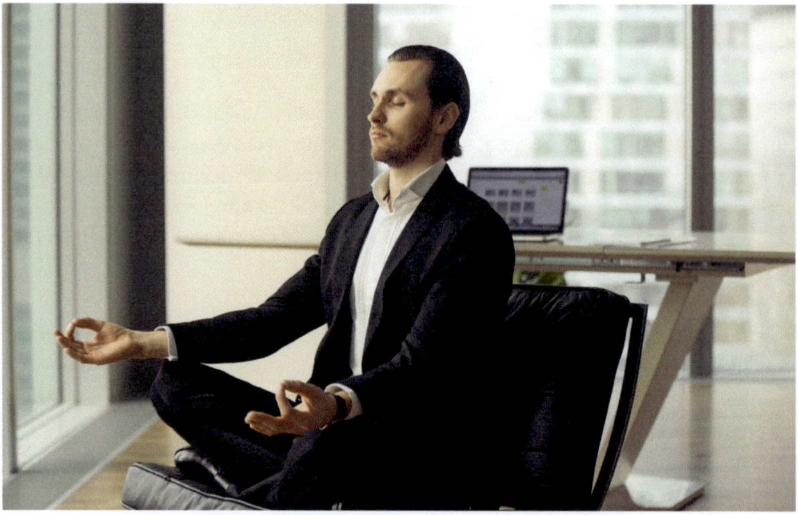

1.3 Pure Entspannung durch Wellness-Massagen

Der Körper ist gestresst, der Geist müde und die Seele reif für den Urlaub: Doch mithilfe einer entspannenden Wellnessmassage ist es Dir auch im Alltag möglich, zu purer Erholung zu finden.

Es muss jedoch nicht gleich ein Aufenthalt in einem Spa sein, denn ein Termin in einer Massagepraxis genügt bereits, dass Du in den Genuss einer Wellnessmassage gelangst. Hier beginnt die Erholung bereits mit Eintritt in den Massageraum: Es erwartet Dich eine entspannte Atmosphäre sowie sehr angenehme Lichtverhältnisse. Abgerundet wird dies oftmals mit herrlichen Düften und leisen Entspannungsmelodien. Das Ambiente ist einladend und trägt dazu bei, dass zu einer inneren Ruhe gefunden wird.

Im Mittelpunkt steht einzig und allein der Wohlfühlfaktor: Mithilfe sanfter Massagegriffe werden beispielsweise nicht nur Muskeln gelockert, sondern auch der Alltag rückt in weite Ferne, sodass es zu einer herrlichen Rundum-Entspannung kommt.

Durch verschiedene Massagearten und -techniken ist ebenso für Abwechslung gesorgt, wie für unterschiedliche Wirkungsweisen, sodass es immer wieder möglich ist, auf neue Art zu einer tiefen Erholung für Körper, Geist und Seele zu gelangen.

2. Grundlagen der Anatomie & Physiologie

Den Schwerpunkt dieses zweiten Kapitels Deiner Ausbildung zum Wellness-Profi bilden die Grundlagen der menschlichen Muskulatur und des Knochenskeletts. Es werden gezielt diejenigen anatomischen Bereiche näher erläutert, die für die berufliche Tätigkeit relevant sind. Dadurch erlangst Du die notwendige Sicherheit bei der Massage am Kunden.

Nutze dieses Kapitel einfach als Nachschlagewerk, wenn Fragen zur Muskulatur oder den Knochen auftreten. Die einzelnen anatomischen Strukturen sind mit der jeweiligen Nummer auf den Abbildungen dargestellt.

Viel Spaß und Erfolg!

2.1 Allgemeine Muskellehre

2.1.1 Definition von Ansatz und Ursprung der Muskeln

Die Befestigung eines Skelettmuskels erfolgt mindestens an zwei Punkten durch Sehnen (Ursprung und Ansatz), also dem bindegewebigen Anteil eines Muskels. Diese Sehnen sind direkt am Skelett und einige Muskeln auch an so genannten Muskelhüllen (Faszien) angeheftet.

Als Ursprung wird der zumeist unbewegliche Teil (punctum fixum) und als Ansatz der bewegte Teil (punctum mobile) bezeichnet.

An den Gliedmaßen wird generell die rumpfnahe (proximale) Anheftung als Ursprung bezeichnet und die rumpfferne (distale) Anheftung als Ansatz. Für die Muskeln des Schultergürtels wird in der Regel die Befestigung am Rumpf als Ursprung und die Befestigung am Schultergürtel als Ansatz bezeichnet. Bei den Rückenmuskeln liegt der Ursprung unten, der Ansatz weiter oben.

Hinweis/Ausnahme: In einigen Fällen sind Ursprung und Ansatz abweichend von den obigen Grundsätzen festgelegt worden.

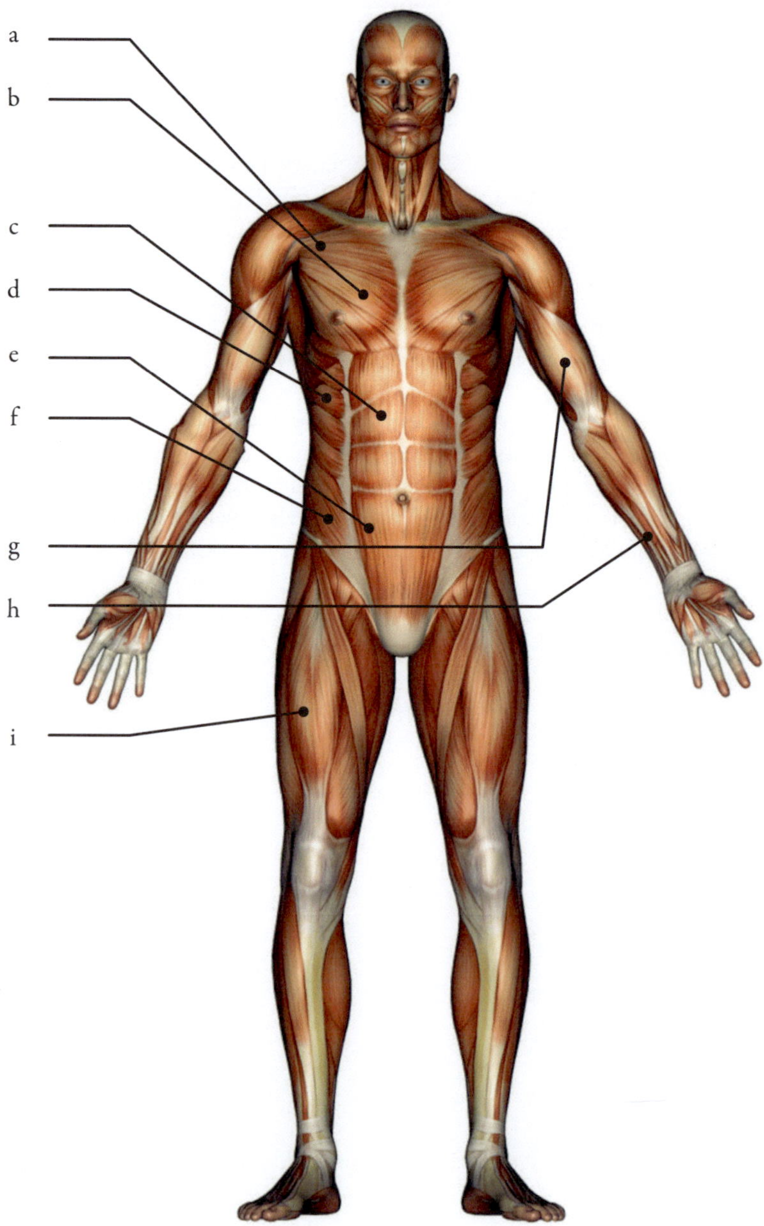
a
b
c
d
e
f
g
h
i

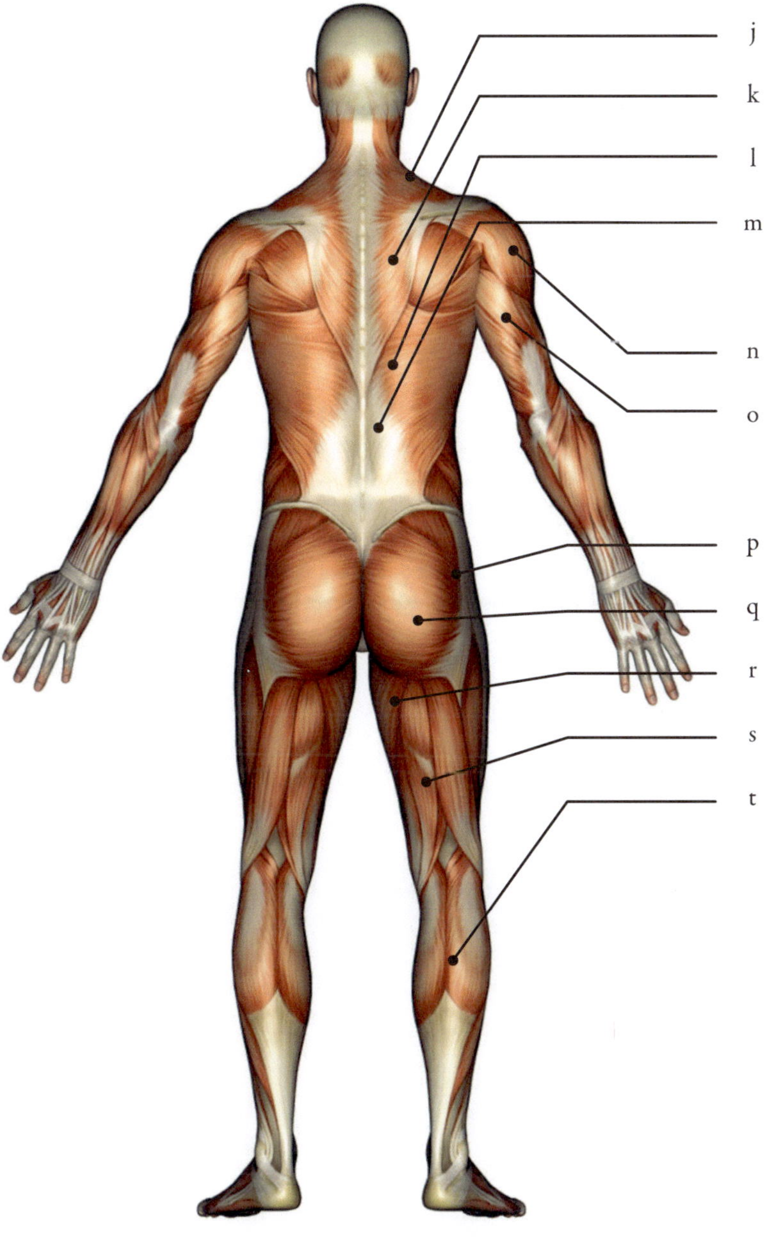
j
k
l
m
n
o
p
q
r
s
t

2.1.2 Brustmuskulatur

Die Brustmuskulatur neigt stark zur Verkürzung. Dies liegt unter anderem an der von uns täglich eingenommenen Haltung, bei der wir im Sitzen langsam nach vorne zusammensacken.

a) Kleiner Brustmuskel (m. pectoralis minor)

Funktion:	Senkung des Schultergürtels, Atemhilfsmuskel (Inspiration)
Ursprung:	3.–5. Rippe
Ansatz:	Rabenschnabelfortsatz des Schulterblatts (processus coracoideus scapulae)

b) Großer Brustmuskel (m. pectoralis major)

Funktion:	Heranziehen (Adduktion), Vorheben (Anteversion) und Einwärtsdrehen (Innenrotation) des Arms, Schultersenkung, dient als Atemhilfsmuskel bei der Einatmung (Inspiration).
Ursprung:	Mittige (mediale) Hälfte des Schlüsselbeins, oberer und mittlerer Teil des Brustbeins, 2.–7. Rippenknorpel; vorderes Blatt der Rektusscheide
Ansatz:	Muskelansatzhöcker des Oberarmknochens.

2.1.3 Bauchmuskulatur

Die Bauchmuskulatur neigt stark zur Abschwächung. Dies liegt primär daran, dass diese im Alltag nicht (zu wenig) benutzt wird.

c) Gerader Bauchmuskel (m. rectus abdominis)

Funktion:	Bauchpresse, nähert den Brustkorb (thorax) und das Becken einander an, beugt den Rumpf oder hebt das Becken.
Ursprung:	Knorpel der 5.–7. Rippe, Schwertfortsatz des Brustbeins
Ansatz:	Oberer Rand des Schambeins zwischen Schambeinhöcker und Symphyse (Schambeinfuge)

d) Äußerer schräger Bauchmuskel (m. obliquus externus abdominis)

Funktion:	Bauchpresse , Neigung des Rumpfes nach vorn, Hebung des Beckens, einseitige Drehung des Rumpfes zur entgegengesetzten Seite, seitliche Rumpfbeugung.
Ursprung:	Untere 8. Rippen
Ansatz:	Darmbeinkamm, vorderer oberer Darmbeinstachel, Leistenband, Schambeinhöcker seitlich der Symphyse

e) Querer Bauchmuskel (m. transversus abdominis)

Funktion:	Einziehen und Spannen der Bauchwand, Bauchpresse
Ursprung:	Knorpel der sechs letzten Rippen, Querfortsatz der Lendenwirbel, Darmbeinkamm, vorderer oberer Darmbeinstachel, Leistenband.
Ansatz:	Knorpel der letzten drei bis vier Rippen, Linea alba („weiße Linie“, entsteht durch Verflechtung der flächenhafte Sehne der seitlichen Bauchmuskeln in der Medianlinie der Bauchwand; reicht vom Schwertfortsatz (Brustbeins) bis zur Symphyse).

f) Innerer schräger Bauchmuskel (m. obliquus internus abdominis)

Funktion:	Bei doppelseitiger Anspannung gleiche Funktion wie der m. obliquus externus abdominis, einseitige Rumpfdrehung nach der gleichen Seite, seitliche Rumpfbeugung.
Ursprung:	Flächenhafte Sehne der Bindegewebehülle (aponeurose) im Lendenbereich des Rückenstreckers, Darmbeinkamm, vorderer oberer Darmbeinstachel, Leistenband.
Ansatz:	Knorpel der letzten drei bis vier Rippen, Linea alba („weiße Linie“, entsteht durch Verflechtung der flächenhafte Sehne der seitlichen Bauchmuskeln in der Medianlinie der Bauchwand; reicht vom Schwertfortsatz (Brustbeins) bis zur Symphyse).

2.1.4 Armmuskulatur

g) Zweiköpfiger Armbeuger (m. biceps brachii)

Funktion:	Beugt den Unterarm im Ellenbogengelenk
Ursprung:	Distale (entfernte) Vorderfläche des Oberarmknochens
Ansatz:	Ellenrauigkeit

h) Unterarmmuskulatur

Die Muskulatur des Unterarms ist eine Kette von vielen Muskeln. Sie sind u. a. an der Beugung/Streckung im Ellenbogengelenk/Handgelenk und der Drehung des Unterarms beteiligt.

o) Dreiköpfiger Armstrecker (m. triceps brachii)

Funktion:	Streckt das Ellenbogengelenk und führt den Arm im Schultergelenk nach hinten
Ursprung:	Langer Kopf: Höckerchen unterhalb der Schultergelenkspfanne Mittlerer/seitlicher Kopf: Hinterfläche des Oberarmbeins
Ansatz:	Hakenfortsatz der Elle

2.1.5 Beinmuskulatur

i) Vierköpfiger Oberschenkelmuskel (m. quadriceps femoris)
(m. rectus femoris, m. vastus medialis, m. vastus lateralis, m. vastus intermedius)

Funktion: Die Muskeln der Oberschenkelvorderseite arbeiten als Synergisten zusammen und bilden eine kräftige Sehne, die für die Streckung des Kniegelenks verantwortlich ist. Der m. rectus femoris ist außerdem als einziger dieser Muskeln an der Hüftgelenksbeugung beteiligt.
Ursprung: Vorderer Darmbeinstachel, oberer Teil des Oberschenkelknochens.
Ansatz: Alle vier Muskeln vereinigen sich zu einer dicken Sehne, die übers Knie zieht, Schienbeinrauigkeit

r) Beinanzieher (mm. adductores)
(m. add. magnus, m. add. longus, m. add. minimus)

Funktion: Heranziehen bzw. Schließen der Beine, Beckenstabilität
Ursprung: Gesamter Schambeinbereich
Ansatz: In der gesamten Linie des mittleren Oberschenkelknochens

s) Beinbeuger = Hamstrings (mm. ischiocrurales)
(m. biceps femoris, m. semimembranosus, m. semitendinosus)

Funktion: Beugung des Kniegelenkes, Streckung der Hüfte
Ursprung: Sitzbeinhöcker
Ansatz: Oberer Bereich des Schien- und Wadenbeins

t) Zwillingswadenmuskel (m. gastrocnemius)
(Der Zwillingswadenmuskel wird mit dem darunterliegenden Schollenmuskel zusammen in der Fachliteratur auch als „m. triceps surae", bezeichnet)

Funktion: Beugung des Kniegelenkes, Streckung des Sprunggelenkes
Ursprung: Innerer bzw. äußerer Gelenkknorren des Schenkelbeines
Ansatz: Über der Achillessehne am Fersenhöcker

2.1.6 Rücken-, Schulter- und Gesäßmuskulatur

j) Kappen- oder Kapuzenmuskel (m. trapezius)

Funktion:	Der obere Anteil des Muskels zieht die Schultern nach oben, hebt das Schlüsselbein und dreht bei einseitiger Anspannung (Kontraktion) den Kopf zur entgegengesetzten Seite. Außerdem unterstützt er die Schulterblattdrehung. Der mittlere querverlaufende Anteil zieht die Schulterblätter zur Wirbelsäule hin. Der untere Anteil senkt die Schultern und dreht das Schulterblatt.
Ursprung:	Alle Dornfortsätze der Hals- und Brustwirbelsäule, Nackenband
Ansatz:	Schlüsselbein, Schulterdach, Schultergräte, Unterseite des mittleren Schulterblattes

k) Rautenmuskel (mm. rhomboideii)

Funktion:	Er zieht die Schulterblätter zur Wirbelsäule heran (nach mittig oben).
Ursprung:	Dornfortsätze der letzten beiden Halswirbel- und der ersten vier Brustwirbelkörper.
Ansatz:	Mittlerer Rand des Schulterblattes

l) Breiter Rückenmuskel (m. latissimus dorsi)

Funktion:	Er senkt den erhobenen Arm ab, dreht den herabhängenden Arm nach innen und zieht ihn nach hinten. Außerdem führt er den in Seithalte befindlichen Arm an der Körper heran (Adduktion).
Ursprung:	7.–12. Brustwirbelkörper, Darmbeinschaufel 10.–12. Rippe, unterer Schulterblattwinkel
Ansatz:	Knochenleiste des kleinen Höckers am Oberarm (rückwärtig)

m) Rückenstrecker (m. erector spinae)

Der Aufrichter der Wirbelsäule ist ein komplexes muskuläres System mit einer Vielzahl von Muskeluntersystemen.

Funktion: Er ermöglicht komplexe Bewegungen der Wirbelsäule in alle Richtungen. Stütz- und Schutzfunktion für die Wirbelsäule und die Bandscheiben.
Ursprung: Quer- und Dornfortsätze der Wirbelsäule, Kreuzbein
Ansatz: Quer- und Dornfortsätze der Wirbelsäule, Hinterhaupt

n) Deltamuskel (m. deltoideus)

Funktion: Er hebt den Arm nach vorn, hinten und zur Seite, und rotiert ihn Arm nach innen und außen. Zusätzlich stabilisiert er wesentlich das Schultergelenk.
Ursprung: Schlüsselbein, Schulterdach, Schulterblattgräte
Ansatz: Höckrig-raue Ansätze des Oberarms

p) Mittlerer und kleiner Gesäßmuskel (m. glutaeus medius/minimus)

Funktion: Sie stabilisieren die Hüfte, d. h. sie hindern den Oberkörper daran, bei jedem Schritt nach vorn einzuknicken (Bergablaufen). Zusätzlich bewegen sie den Oberschenkel in alle Richtungen.
Ursprung: Darmbein, flache Knochenleiste an der Darmbeinschaufel
Ansatz: Trochanter major (gr. Rollhügel)

q) Großer Gesäßmuskel (m. glutaeus maximus)

Funktion: Streckung und Stabilisation des Hüftgelenkes. Abduktion, Adduktion und Außenrotation des Oberschenkels. Streckung der Knie (z. B. beim Treppensteigen).
Ursprung: Darm-, Kreuz- und Steißbein sowie Kreuzbeinsitzhöckerband
Ansatz: Oberschenkelfaszie, Gesäßmuskelrauigkeit des Schenkelbeines

Hinweis: Er gehört zu den kräftigsten Muskeln des Menschen.

2.2 Knochen

Als Skelett wird das Knochengerüst bezeichnet, das die inneren Organe des Körpers schützt und zugleich den Körper stützt. Das Skelett umfasst mehr als 200 Knochen bei einer Knochenmasse, die insgesamt 12 % des Gesamtkörpergewichts ausmacht.

Hinweis: Interessant ist, dass die Skelettentwicklung des Menschen erst nach rund 20 Lebensjahren vollständig abgeschlossen ist.

Das menschliche Skelett lässt sich einteilen in

- Schädel,
- Rumpf und
- Extremitäten.

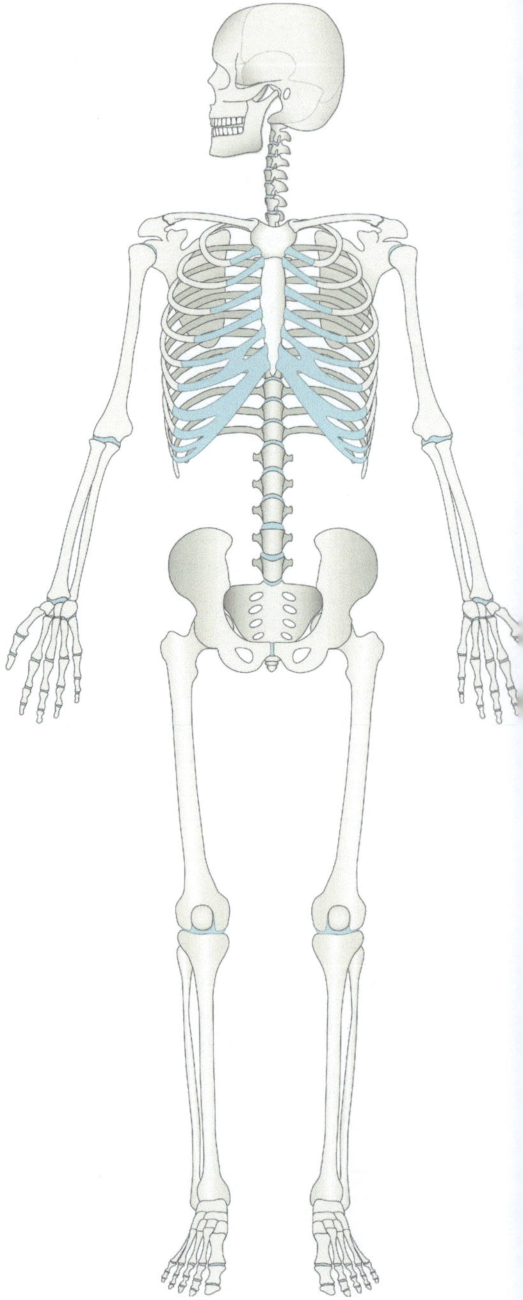

2.2.1 Formen der Knochen

Man unterscheidet die folgenden Knochenformen:

- Röhrenknochen
  Lange oder kurze Stützknochen, die man primär an den oberen und unteren Extremitäten vorfindet. Sie bestehen aus einem Schaft (Diaphyse) und zwei dazugehörigen knorpeligen Endstücken (Epiphysen).
- Kurze Knochen
  Anzutreffen im Hand- und Fußwurzelbereich.
- Unregelmäßig gestaltete Knochen
  Sie sind immer dort anzutreffen, wo Stütz-, Schutz- und Bewegungsleistungen vom Skelett erbracht werden müssen (z. B. Gesichtsknochen, Wirbel).
- Platte und breite Knochen
  Sie schützen Organe, schließen große Hohlräume ab und sind Ansatzflächen für kräftige Muskeln (z. B. Schulterblatt und Schädelknochen).

2.2.2 Funktionen der Knochen

Die Knochen haben verschiedene Funktionen und Aufgaben. Dazu gehören:

- die Bewegungsfunktion
  (im Zusammenwirken mit den Muskeln),
- die Schutzfunktion
  (z. B. Schutz des Gehirns durch den Schädelknochen, Schutz des Rückenmarks durch den knöchernen Wirbelkanal),
- die Stützfunktion
  (große Lastaufnahme und Lastenverteilung bei vor allem gerader, axialer Belastung) und
- die Blutzellenbildung, die im roten Knochenmark erfolgt.

2.3 Gelenke

2.3.1 Aufbau und Funktion der Gelenke

Die einzelnen Knochen des Körpers stehen entweder fest oder beweglich miteinander in Verbindung. Die festen Verbindungen werden „unechte Gelenke" (Synarthrosen) genannt. Zu Ihnen gehören:

- die bandhafte Verbindung
  (z. B. Verbindung von Waden- und Schienbein),
- die knorpelhafte Verbindung
  (z. B. bei der Schambeinfuge am Becken) und schließlich
- die so genannte knochenhafte Verbindung
  (z. B. Verbindung beim Kreuzbein am Becken).

Diejenigen Gelenke, die mehr Beweglichkeit aufweisen und deren Gelenkflächen mit Knorpel überzogen sind (z. B. Schultergelenk, Kniegelenk, Hüftgelenk, etc.), werden als „echte Gelenke" (Diarthrosen) bezeichnet. Im folgenden Abschnitt stellen wir Dir nun die wichtigsten Gelenktypen (Formen) vor.

2.3.2 Gelenktypen

- Kugelgelenk: Es ermöglicht Drehbewegungen in alle Richtungen
  (z. B. Schultergelenk, Hüftgelenk).
- Scharniergelenk: Beim Scharniergelenk findet man nur eine Drehrichtung
  (z. B. Ellenbogengelenk, Kniegelenk).
- Eigelenk: Das Eigelenk weist zwei mögliche Drehrichtungen auf
  (z. B. Handgelenk).
- Zapfengelenk: Diese Gelenkform ist zwischen „Atlas" (1. Halswirbel) und
  „Axis" (2. Halswirbel) vorhanden.
- Sattelgelenk: Beim Sattelgelenk sind zwei Bewegungen in zwei verschiedenen Ebenen möglich (z. B. beim Daumengelenk) – jedoch keine Drehbewegung.

2.3.3 Knorpel

Das menschliche Knorpelgewebe ist ein gefäßloses Stützgewebe, das von seiner Beschaffenheit fest, drucksicher und zugleich biegungselastisch ist.

Man unterscheidet den hyalinen Knorpel (kommt am häufigsten vor und überzieht die gelenkbildenden Knochenenden mit einer 2 mm dicken Gelenkknorpelschicht), den elastischen Knorpel (kommt seltener vor und ist im Ohr- und Kehlkopfbereich anzutreffen) und den Faserknorpel (ist der widerstandsfähigste Knorpel und kommt primär bei Gelenkscheiben, wie z. B. bei Menisken, im Kniegelenk vor).

2.4 Die untere Extremität

2.4.1 Fuß und Zehen

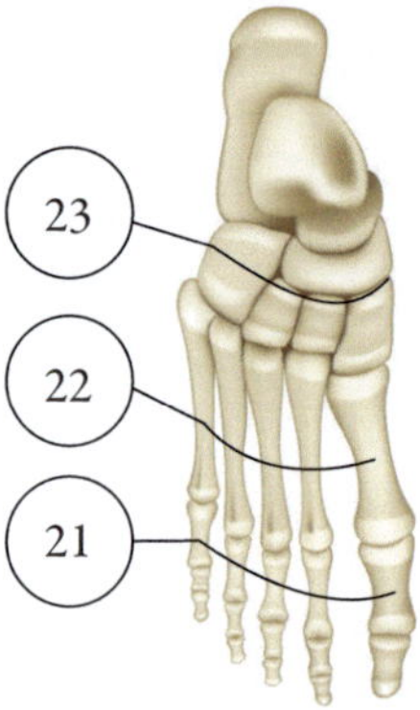

Der menschliche Fuß besteht aus den Zehen (digiti, 21), dem Mittelfuß (metatarsus, 22) und der Fußwurzel (tarsus, 23). Die Fußwurzel wiederum setzt sich aus dem Sprungbein (talus), dem Fersenbein (calcaneus), dem Kahnbein (os naviculare), dem Würfelbein (os cuboideum) und den drei Keilbeinen (os cuneiformia) zusammen.

Alle Knochen des Fußskelettes werden durch diverse Bänder und zahlreiche Gelenke miteinander verbunden. Die wichtigsten Bänder am Fuß sind dabei die des Sprunggelenkes – sie sind gleichzeitig auch bei Fußverletzungen am ehesten betroffen.

Das Sprunggelenk besitzt einen oberen Gelenkteil (articulatio talocruralis), in dem eine Scharnierbewegung möglich ist, und einen unteren Gelenkteil (articulatio talotarsalis), der eine Drehbewegung zulässt. Das untere Gelenk teilt sich wiederum auf in den vorderen Anteil (articulatio talocalcaneonavicularis) und den hinteren Anteil (articulatio subtalaris).

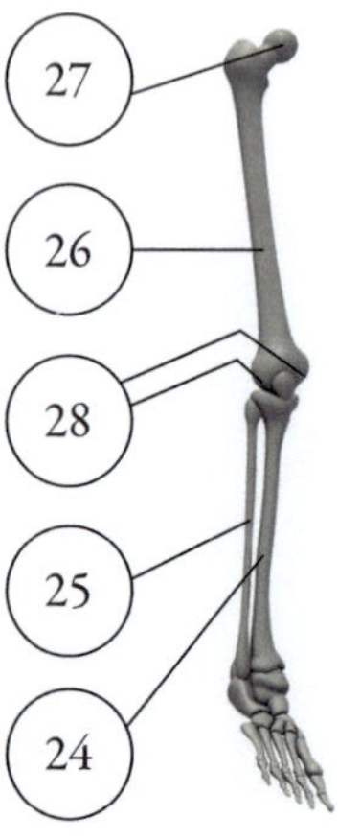

2.4.2 Die Knochen des Unterschenkels

Der Unterschenkel wird aus dem Schienbein (tibia, 24) und dem Wadenbein (fibula, 25) gebildet. Ein „echtes" Gelenk im oberen Bereich dieser beiden Knochen schafft eine enge Verbindung, die jedoch durch straffe Bänder sehr eingeschränkt ist. Eine bandhafte, bindegewebsartige Verbindung der beiden Knochen im unteren Bereich sorgt zusätzlich für festen Halt der Knochen.

Schienbein (tibia): Am oberen Schaftbereich des Schienbeins befindet sich die so genannte Schienbeinrauigkeit (tuberositas tibiae) – dort setzt die Sehne des vierköpfigen Oberschenkelmuskels (m. quadriceps femoris) an. Am unteren Ende des Knochens bildet das Schienbein den Schienbeinknöchel (malleolous medialis), der zum oberen Sprunggelenk gehört.

Wadenbein (fibula): Etwa ebenso lang, aber deutlich schlanker und elastischer als das Schienbein, ist das Wadenbein. Man kann das untere Endstück des Wadenbeins als äußeren Knöchel (malleolus lateralis) gut ertasten - dieses bildet zusammen mit dem Schienbeinknöchel die so genannte „Malleolengabel".

2.4.3 Oberschenkelknochen/Kniegelenk

Oberschenkelknochen: Der Oberschenkelknochen (femur, 26) ist wie das Schien- und Wadenbein ein Röhrenknochen und gleichzeitig der größte Knochen des menschlichen Skeletts. Sein Kopf (caput femoris, 27) bildet zusammen mit der Hüftpfanne des Beckens das Hüftgelenk. Die Oberschenkelrollen am unteren Ende des Oberschenkelknochens (condylus medialis/lateralis, 28) bilden zusammen mit dem Schienbein das Kniegelenk (articulatio genus, 29).

Kniegelenk (articulatio genus): Das Kniegelenk ist das größte Gelenk im Körper und ein wahres Wunderwerk der Biomechanik. Damit sich die Gelenkflächen im inneren des Knies nicht zu schnell abnutzen, befinden sich im Kniegelenk zwei „Puffer", die so genannten Menisken (Innen- und Außenmeniskus, 30 und 31). Beide Menisken haben eine halbmondförmige Struktur und bestehen aus Faserknorpel.

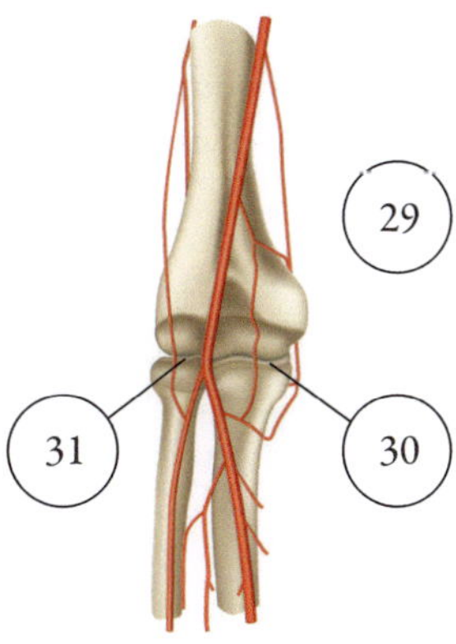

Leider ist das Kniegelenk aus knöcherner Sicht eher instabil – die Natur gleicht dies aus und sorgt mit Bändern und Muskeln dafür, dass das Gelenk ausreichend stabilisiert und gesichert wird. Die wichtigsten Bänder sind dabei die Seitenbänder (Innen- und Außenband), das vordere Kreuzband und das hintere Kreuzband. Die eigentliche Stabilität kommt jedoch von der das Knie umgebenden Muskulatur (Beinmuskulatur).

2.5 Die obere Extremität

2.5.1 Hand

Das Greifwerkzeug der oberen Extremitäten ist die Hand (lat.: manus).

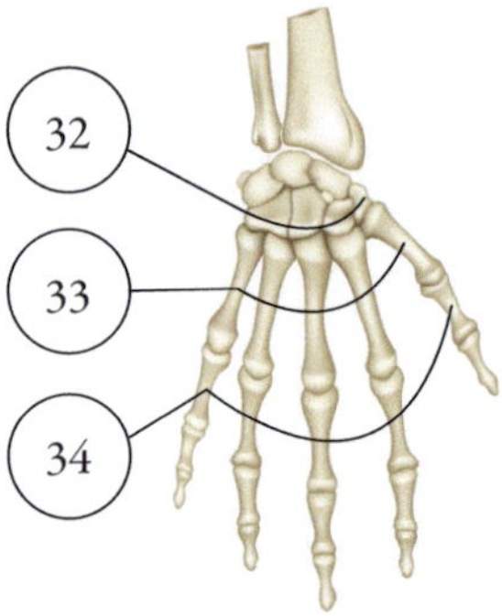

Der Teil der Hand, der dem Unterarm nahe ist, wird als Handwurzel (carpus, 32) bezeichnet.

Die Handwurzel setzt sich aus acht Einzelknochen zusammen, dem Kahnbein, dem Mondbein, dem Kopfbein, dem großen Vieleckbein, dem kleinen Vieleckbein, dem Dreiecksbein, dem Erbsenbein und dem Hakenbein. Alle Knochen sind gelenkig miteinander verbunden und bilden zusätzlich zwei weitere Gelenke, nämlich das „distale Handwurzelgelenk" und das „proximale Handwurzelgelenk".

Direkt an die Handwurzel schließt sich die so genannte Mittelhand (metacarpus, 33) an. Sie wird aus fünf langen Mittelhandknochen gebildet.

Das Handende und damit den frei beweglichen Teil der Hand, stellen die fünf Finger (digiti, 34) mit ihren insgesamt 14 Fingerknochen (proximale, intermediale und distale phalangen) dar.

2.5.2 Unterarm (antebrachium)

Der Unterarm besteht aus den knöchernen Strukturen der Elle (ulna, 35) und der Speiche (radius, 36).

Damit beide Knochen gegenseitigen Halt erfahren, verläuft zwischen Ihnen eine Fasermembran (membrana interossea), die alle Zug- und Druckbelastungen von einem Knochen auf den anderen überträgt - so kann der gesamte Unterarm sehr hohe Belastungen aufnehmen.

2.5.3 Oberarm/Ellenbogengelenk

Das Ellenbogengelenk (articulatio cubiti, 37) wird aus drei Gelenkanteilen gebildet. Es wird gesichert durch Bänder und Knochen und besteht aus den gelenkigen Verbindungen von

- Elle und Speiche
  (articulatio radio-ulnaris proximalis)
- Oberarm und Elle
  (articulatio humero-ulnaris)
- Oberarm und Speiche
  (articulatio humero-radialis)

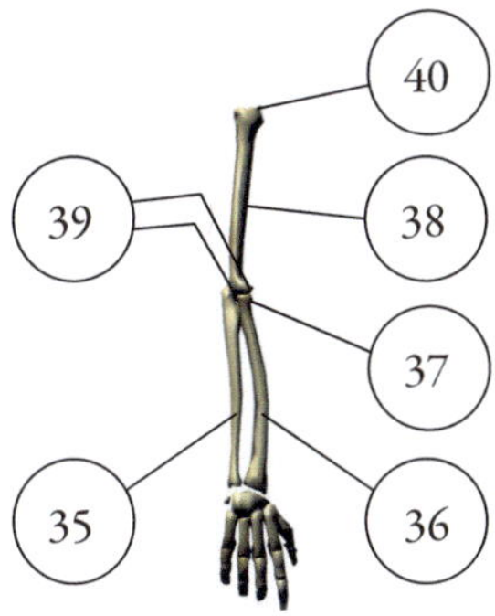

Der Oberarmknochen (humerus, 38) bildet den Oberarm. Zum Ellenbogengelenk hin verbreitert sich der Oberarmknochen in die so genannten Gelenkrollen (condylen, 39), an denen seitlich die Muskulatur von Unterarmstrecker und Unterarmbeuger ansetzt.
Am anderen Ende des Oberarmknochens (zum Schultergelenk hin) findet man den Oberarmkopf (caput humeri, 40), der zusammen mit dem Schulterblatt (scapula) einen Teil des Schultergelenkes bildet.

2.6 Rumpf

(Becken, Wirbelsäule, Brustkorb und Schultergürtel)

2.6.1 Becken/Hüftgelenk

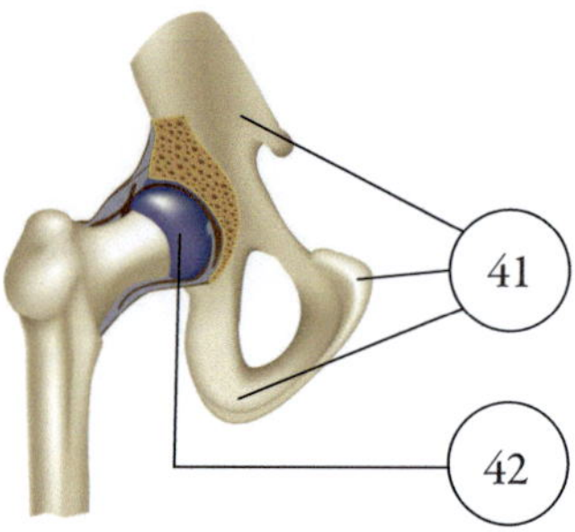

Becken: Als Becken (pelvis) bezeichnet man die knöcherne Zusammensetzung aus Kreuzbein (os sacrum) und den beiden Hüftbeinen (os coxae). Beide Hüftbeine werden wiederum aus dem Schambein (os pubis), dem Sitzbein (os ischii) und dem Darmbein (os ileum) gebildet (41).

Hüftgelenk: Das Hüftgelenk (articulatio coxae, 42) gehört gemäß der Gelenkform zu den Kugelgelenken und wird aus dem Becken und dem Oberschenkelknochen gebildet.

Das Hüftgelenk wird von einer Gelenkkapsel umgeben und durch starke Bänder stabilisiert, die aber dennoch ein großes Bewegungsausmaß ermöglichen (z. B. Spagat, Schneidersitz etc.).

2.6.2 Wirbelsäule

Die Wirbelsäule (columna vertebralis, 43) unterteilt sich in fünf Abschnitte, die von oben nach unten gesehen folgendermaßen deklariert werden: Halswirbelsäule (HWS, 7 Halswirbel, C1–C7), Brustwirbelsäule (BWS, 12 Brustwirbel, TH1–TH12), Lendenwirbelsäule (LWS, 5 Lendenwirbel, L1–L5), Kreuzbein (5 Kreuzbeinwirbel) und Steißbein (5 Steißbeinwirbel). Insgesamt umfasst die Wirbelsäule somit 34 Wirbel, von denen als „unbeweglicher Teil" die zehn Wirbel von Kreuz- und Steißbein miteinander verwachsen sind (44).

Krümmung der Wirbelsäule (Doppel-S-Form): Schaut man sich die Wirbelsäule von der Seite an, kann man erkennen, dass die einzelnen Wirbelsäulenabschnitte unterschiedlich geformt sind:

- Die HWS hat eine Krümmung nach innen (konkav = Lordose, 45),
- die BWS wölbt sich nach außen (konvex = Kyphose, 46),
- die LWS biegt sich erneut nach innen (Lordose, 47) und
- Kreuzbein/Steißbein

zeigen einheitlich eine Kyphose (48) durch die leichte Krümmung nach außen. Optisch sieht diese Gesamtformation von der Seite gesehen wie eine „doppelt S-förmige Krümmung“ aus, die den Nutzen hat, jegliche Stoßbelastungen und Erschütterungen beim aufrechten Gang zu reduzieren und gleichmäßig auf alle Bereiche der Wirbelsäule zu verteilen.

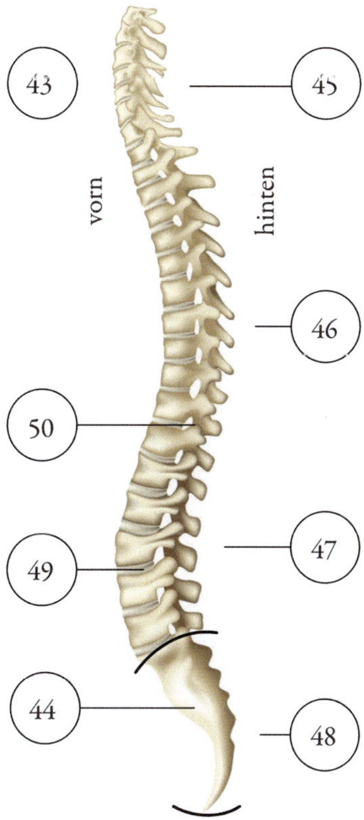

Wirbel, Bandscheiben, Rückenmark: Jeder einzelne Wirbel der Wirbelsäule besteht aus dem Wirbelkörper, den beiden Wirbelbögen, dem Dornfortsatz und den beiden Querfortsätzen. Die so genannten Zwischenwirbelscheiben (Bandscheiben, 49) befinden sich jeweils zwischen zwei Wirbeln und fungieren als „Puffer“.

Schaut man alle Wirbelbögen übereinander an, so bilden diese einen Kanal (Rückenmarkskanal), in dem sich geschützt das Rückenmark befindet. Jeweils seitlich treten aus dem Rückenmark die Nervenwurzeln der Rückenmarksnerven hervor, die auch Spinalnerven genannt werden – sie verzweigen sich zu Nervensträngen (z. B. dem Ischiasnerv) und ziehen dann in die Extremitäten. An den Stellen, wo die Wirbelbögen miteinander in Kontakt treten, befinden sich kleine Gelenke (50), die auch als „Facettengelenke“ bekannt sind.

Besonderheiten der HWS: Dass der Mensch seinen Kopf so gut nach rechts und links drehen kann, ist das funktionelle Resultat einer besonderen Struktur in der Halswirbelsäule, die den 1. Halswirbel (Atlas) und den 2. Halswirbel (Axis) betrifft.

Obwohl der Axis wie jeder andere Wirbel aufgebaut ist, verfügt er an der vorderen Kante über einen nach oben gerichteten Knochenvorsprung, der auch als „Zahn“ (dens) bezeichnet wird. Dieser Zahn passt ganz genau in den Bogen des darüber liegenden ersten Atlas und ermöglicht so die Drehbewegungen des Kopfes. Die HWS hat jedoch noch eine weitere Besonderheit, die bei den Querfortsätzen der Halswirbel zu finden ist: Die Querfortsätze weisen jeweils eine kleine Öffnung auf, durch die auf beiden Seiten die so genannten „Wirbelarterien“ verlaufen. Die Wirbelarterien sind für die Blutversorgung des Gehirns essentiell und entspringen aus der großen Körperschlagader (Aorta).

Besonderheiten der BWS: Auch die Brustwirbelsäule hat eine Besonderheit an den Wirbelkörpern, denn diese bilden die gelenkigen Verbindungsstellen zu den einzelnen Rippen des Brustkorbs.

Besonderheiten der LWS: In der Lendenwirbelsäule liegt die Besonderheit in der Größe und Breite der einzelnen Wirbelkörper. Diese sind verhältnismäßig groß und stabil, da sie einen hohen Anteil des Körpergewichts tragen müssen.

Besonderheiten an Kreuz- und Steißbein: Eine Besonderheit am Kreuzbein stellen seine fünf Wirbel dar, die während der Entwicklungsgeschichte des Menschen miteinander verschmolzen sind und nun eine (unbewegliche) Einheit bilden. Interessant ist zusätzlich die gelenkige Verbindung zwischen Becken und Wirbelsäule, die als Kreuzbein-Darmbein-Gelenk (Ilio-Sakral-Gelenk oder kurz: „ISG“) bekannt ist. Das Steißbein entsprach ursprünglich dem Schwanzskelett bei Wirbeltieren. Der Mensch jedoch benötigte in seiner Entwicklung die Funktion des Schwanzes nicht mehr, so dass dieser im Laufe der Zeit zum Steißbein verkümmerte und nun verschiedenen Bändern und Muskeln des Beckens als Ansatzpunkt dient.

Bänder/Bandscheiben: Spezielle Verbindungselemente ermöglichen der Wirbelsäule ein sehr stabiles und gleichzeitig sehr bewegliches System. Diese Eigenschaften entstehen durch a) Bandscheiben, Bänder und Muskeln, die der Wirbelsäule Stabilität und ebenfalls Bewegung ermöglichen und b) kleine Wirbelgelenke, die immer zwischen zwei benachbarten Wirbeln zu finden sind und diese gelenkig miteinander verbinden, um so optimale Beweglichkeit zu gewährleisten.

a) Bandscheiben

Die Bandscheiben (disci vertebralia) befinden sich immer zwischen zwei benachbarten Wirbeln mit den Ausnahmen des ersten und zweiten Halswirbels (Atlas, Axis) und den verschmolzenen Kreuz- und Steißbeinwirbeln. Bandscheiben bestehen primär aus Bindegewebe und besitzen zwei Anteile: Der äußere Ring (anulus fibrosus) ist von relativ fester Konsistenz, bei jedoch gleichzeitig sehr guter Elastizität. Der innere Kern (nucleus pulposus) ist weicher. Die strukturelle Kombination beider Anteile ermöglicht eine regelrechte „Puffer-Funktion" und kann so Stöße und Erschütterungen optimal abdämpfen.

b) Bänder

Eine Vielzahl von Bändern sorgt neben der Muskulatur dafür, dass die Wirbelsäule eine hohe Stabilität erfährt: das vordere Längsband, das hintere Längsband, das gelbe Band, die Zwischenquerfortsatzbänder, die Zwischendornfortsatzbänder und das Überdornfortsatzband.

2.6.3 Brustkorb, Schultergürtel/Schultergelenk

a) Brustkorb – Funktion und Aufbau

Der Brustkorb (51) hat zwei grundlegende Funktionen: Er schützt die lebenswichtigen Organe (z. B. Herz, Lunge etc.) und ermöglicht mittels seiner sehr elastischen und beweglichen Rippen den Atmungsvorgang. Anatomisch gesehen besteht der gesamte Brustkorb aus der Brustwirbelsäule, dem Brustbein (sternum, 52) und den 12 Rippenpaaren (costae, 53).

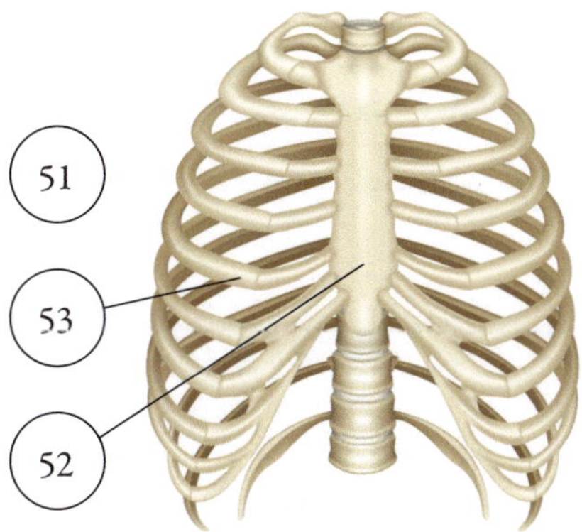

Die Rippen sind auf ihrer Rückseite mit den Querfortsätzen der Brustwirbelköper gelenkig verbunden. Das Brustbein, welches sich in der Mitte der Brust befindet, bildet den Ansatzpunkt für die Rippen.

Interessante Hinweis zu den Rippenpaaren:
Es gibt 10 Rippenpaare, die mit dem Brustbein verbunden sind. Dazu gehören die Rippenpaare 1–7 („echte Rippen" = costae verae), die durch Rippenknorpel direkt mit dem Brustbein in Verbindung stehen und die Rippenpaare 8–10 („falsche Rippen" = costae spuriae), die nur indirekt mit dem Brustbein verbunden sind, da sie über den Rippenbogen mit dem Rippenknorpel der 7. Rippe angeheftet sind.

Die Rippenpaare 11–12 gelten als „fliehende Rippen" (costae fluctuantes), denn ihre einzige Befestigung besteht an der Wirbelsäule, während das freie, vordere Rippenende in den Bauchmuskeln ausläuft.

b) Schultergürtel

Als Schultergürtel wird die Verbindung von Schulterblatt (scapula, 54) auf der Körperrückseite und dem auf der Vorderseite befindlichen Schlüsselbein (clavicula, 55) bezeichnet.

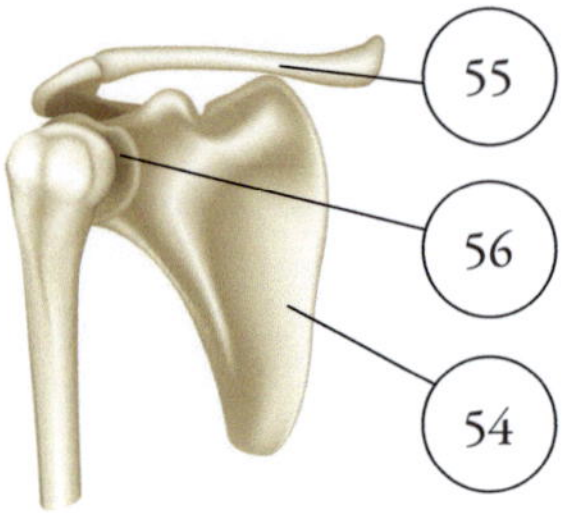

Schulterblatt: Das flache, dreieckige Schulterblatt besitzt eine pfannenartige Vertiefung. Diese fügt sich mit dem abgerundeten Kopf des Oberarmknochens zusammen und bildet dadurch das Schultergelenk (articulatio humeri, 56).

Schlüsselbein: Das Schlüsselbein ist ein langer, bogenförmiger Knochen. Er gehört zum vorderen Teil des Schultergürtels und bildet so eine deutlich tastbare Grenze zwischen Brust und Hals.

c) Schultergelenk

Wie bereits erwähnt, wird das Schultergelenk aus dem Oberarmknochenkopf (caput humeri) und dem Schulterblatt gebildet.

Das Schultergelenk ist das mit Abstand beweglichste Kugelgelenk des Menschen, weil seine Bewegungen nur wenig durch knöcherne Strukturen eingeschränkt werden und es vorrangig durch Muskulatur gesichert ist.

Besonderheiten am Schultergelenk: Das Schultergelenk weist aus knöcherner Sicht eine instabile Konstruktion auf, denn der schwach ausgebildete Bandapparat, der nur aus vier Bändern besteht, hilft bei der Stabilisierung des Gelenkes wenig.

Hinzu kommt, dass die Gelenkfläche des Schulterblattes im Vergleich zum Oberarmknochenkopf sehr klein ist und ihn so nur unvollständig umschließt.

Unterstützt wird das Gelenk daher zum einen durch eine faserknorpelige Pfannenlippe (labrum glenoidale), die die Kontaktfläche zwischen beiden Gelenkpartnern vergrößern soll, und zum anderen durch Muskulatur, die auch als „Rotatoren-Manschette" bezeichnet wird.

2.7 Kopf (Schädel)

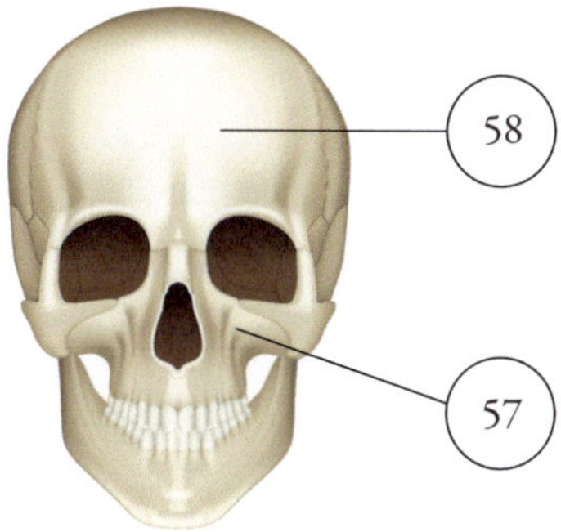

Der menschliche Schädel (cranium) wird aus 22–33 platten Knochen gebildet. Bei der Geburt können diese gegeneinander verschoben werden und erleichtern so den Durchtritt durch den Geburtskanal. Erst während des ersten Lebensjahres werden die Platten über Knochendrähte miteinander verbunden bzw. wachsen die einzelnen Knochenplatten zusammen und es entsteht eine feste Schädeldecke.
Anatomisch wird unterschieden zwischen dem Gesichtsschädel (57), der die Grundlage für das Gesicht bildet, und dem Hirnschädel (58), der um das Gehirn eine stabile Hülle bildet.

a) Gesichtsschädel (Knochen)
Alle Knochen, die die Nasen- und Augenhöhlen sowie die Mundhöhle bilden, gehören zum Gesichtsschädel.

b) Hirnschädel (Knochen)
Der Hirnschädel wird zusätzlich in Schädeldach und Schädelbasis unterteilt und ist mit der Halswirbelsäule durch Kopfgelenke verbunden.

Knochenanteile, die den Hirnschädel bilden, sind das unpaarige Hinterhauptsbein, das paarige Scheitelbein, das paarige Schläfenbein, das paarige Keilbein und ein Teil des Stirnbeins.

3. Allgemeine & spezielle Krankheitslehre

Der Schwerpunkt dieses dritten Kapitels Deines Wellness-Heimstudiums verschafft Dir einen grundlegenden Überblick der allgemeinen und speziellen Krankheitslehre mit den Schwerpunkten der Muskulatur und des Bewegungsapparats.

Häufig vorkommende Erkrankungen werden strukturiert und mit den wichtigsten Details dargestellt. Sie bilden so ein hilfreiches Nachschlagewerk für Deine zukünftige berufliche Tätigkeit im Massage-, Wellness- und Fitnessbereich.

Viel Spaß und Erfolg!

3.1 Allgemeine Muskelverletzungen

3.1.1 Myogelose

Definition: Als Myogelose bezeichnet man eine gutartige Verhärtung eines Muskels mit Knoten- oder Wulstbildung.

Ursache: Die Myogelose entsteht durch lokale Durchblutungsstörungen und chemische Veränderungen und ist oftmals eine Reaktion auf Überlastungszustände, die durch langandauernde, ungewohnte Tätigkeiten oder Anstrengungen bei kalter Muskulatur ausgelöst werden. Myogelosen befinden sich im Muskel und reagieren auf Druck schmerzhaft.

Behandlung: Neben der ärztlichen Therapie durch Lokalanästhesie in Form von Injektionen können Myogelosen auch gut mittels durchblutungsfördernder Maßnahmen wie Massagen, Wärme und Einreibungen positiv beeinflusst werden.

Hinweis: Myogelosen ausschließlich durch Massagetechniken beeinflussen zu wollen, ist kaum möglich. Zwar geben Kunden häufiger an, dass die Massage dieser schmerzhaften Stellen sogar angenehm sein kann, ein komplettes Verschwinden der Myogelose wird jedoch ohne ärztliche Hilfe nur sehr selten möglich sein.

3.1.2 Muskelkater

Definition: Schmerzen, die nach körperlicher Anstrengung besonders bei hohen Belastungen oder untrainierten Muskelpartien auftreten, werden als „Muskelkater" bezeichnet. Er macht sich oft erst Stunden nach der jeweiligen Aktivität bemerkbar.

Ursachen: Bis zum heutigen Tag ist die Entstehung von Muskelkater nicht ganz eindeutig geklärt. In früheren Jahren führte man die Schmerzen im Muskel auf eine Übersäuerung durch Milchsäure zurück. Heute ist man der Meinung, dass durch die körperliche Überlastung kleine Risse im Muskelgewebe entstehen, die Entzündungen und das Eindringen von Wasser, das zum Anschwellen des Muskels führt, begünstigen. Durch dieses Anschwellen entsteht eine Dehnung im Muskel, die für die Schmerzen verantwortlich ist.

Behandlung: Ob man dem Muskelkater vorbeugen oder durch geeignete Maßnahmen die Ausheilung beschleunigen kann, ist unter Experten umstritten. Eine australische Studie kam zu dem Ergebnis, dass weder Dehnungsübungen noch spezielles Aufwärmen vor der körperlichen Belastung vor Muskelkater schützen.

Etwas bessere Erfolge nach der sportlichen Aktivität werden mit sanfter Massage (flächige Ausstreichungen) und diversen Wärmeanwendungen wie Bädern oder Saunabesuchen erzielt – auch das Einreiben der betroffenen Muskeln mit Alkohol (z. B. Franzbranntwein) im Anschluss an die körperliche Betätigung kann zur Vorbeugung beitragen.

3.1.3 Muskelzerrung

Definition: Bei einer Muskelzerrung wurden die Muskeln über die normale Dehnbarkeit hinaus gedehnt. Dabei entsteht im Unterschied zum Muskelfaserriss kein Gewebeschaden; es kommt allerdings zu einer Minimalzerstörung einzelner Muskelzellen. Bei Nichtbeachten der Beschwerden kann es jedoch zu einem Muskelfaserriss oder gar Muskeldurchriss kommen.

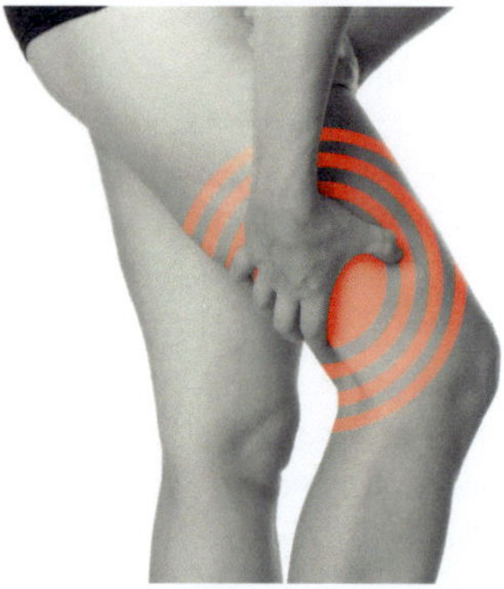

Ursache: Die Hauptursache von Muskelzerrungen sind plötzliche, unkoordinierte Bewegungen. Auch der Verzicht auf ausreichende Aufwärmübungen vor dem Training oder eine dauerhafte Überbeanspruchung der Muskeln können zu einer Muskelzerrung führen.

Symptome: Harter Muskel, Einschränkung der Beweglichkeit, punktartig-stechender Schmerz, der besonders bei Druck auf die gezerrte Muskelstelle auftritt.

Behandlung: Die Muskelzerrung kann am besten unter Zuhilfename der „PECH-Regel“ (Pause, Eis, Compression, Hochlagerung) behandelt werden. Normales Eis, das mit einem Handtuch als Zwischenlage auf die betroffene Körperpartie aufgebracht wird, eignet sich hervorragend für die Kühlung – eine gute Alternative ist kaltes Wasser. Auf keinen Fall darf bei einer Muskelzerrung im akuten Stadium mit Wärme behandelt werden.

Die „Compression“ kann am besten mit einem Mullverband auf dem betroffenen Muskelbereich herbeigeführt werden. Zum Schluss muss die beeinträchtigte Körperstruktur in Hochlagerung gebracht werden. Je nach Schwere der Muskelzerrung sollte der betroffene Muskel einen oder mehrere Tage nicht oder nur sehr wenig belastet werden. Um das Muskelgewebe gut zu durchbluten und auf diese Weise die Regeneration voranzutreiben, sollte, sobald dies möglich ist, im Anschluss an die Ruhephase mit einem leichten Bewegungsprogramm begonnen werden.

3.1.4 Muskelfaserriss und Muskelabriss

Definition: Kommt es zum Einreißen der Muskelfasern innerhalb eines Muskels, spricht man vom Muskelfaserriss. Reißt der gesamte Muskel ab, so liegt ein Muskelabriss vor.

Ursache: Die Ursachen für einen Muskelfaserriss oder -abriss entsprechen denen einer Muskelzerrung, so dass an dieser Stelle nach oben verwiesen wird.

Symptome: Der Muskelfaserriss oder -abriss äußert sich in der Regel in einem akut einschießenden Schmerz, in dessen Anschluss die Muskelfunktion des betroffenen Bereichs über längere Zeit weiterhin schmerzhaft eingeschränkt ist. Tastet man den schmerzenden Muskel ab, lässt sich meistens im Bereich der Muskelverletzung ein äußerlich sichtbarer Bluterguss finden.

Im betroffenen Gebiet der Muskulatur kommt es beim Muskelfaserriss zu einer Spannungsminderung (Tonusreduktion) und gleichzeitig örtlichen Entzündungserscheinungen. Beim kompletten Muskelabriss hingegen, findet eine starke Gewebeblutung mit einem teilweisen Totalausfall der Muskelanspannungsfähigkeit (Kontraktion) statt.

Diagnostisch helfen Muskelfunktionstests, eine Ultraschalluntersuchung und eine Kernspintomografie recht eindeutig, die Verletzung zu erkennen, sofern keine großen Einblutungen vorhanden sind, die die Interpretation erschweren.

Behandlung: Auch hier kommt wieder die „PECH"-Regel zum Einsatz. Anschließend sollte der Muskel geschont, und falls nötig, schmerztherapeutisch behandelt werden. Eine vollständige Ruhigstellung des Muskels ist selten notwendig, es sei denn der Muskelbereich wurde operativ rekonstruiert.

Ein chirurgischer Eingriff findet jedoch nur bei Muskelsehnen- oder Muskelrissen größeren Ausmaßes statt, bei denen eine Funktionseinschränkung vorliegt.

3.2 Krankheitsbilder

3.2.1 Krankheitsbilder: Wirbelsäule

Bandscheibenschäden: Bandscheibenprobleme nehmen mit dem Alter zu und manifestieren sich vorrangig im Bereich der Lendenwirbelsäule (LWS) und/oder Halswirbelsäule (HWS) – in der Brustwirbelsäule treten sie aufgrund anatomischer Gegebenheiten selten auf.

Formen von Bandscheibenschädigungen:

a) Protrusion: Die Vorstufe des Bandscheibenvorfalls ist die reversible Bandscheibenvorwölbung (Protrusion). Die Bandscheibenstrukturen bleiben hier intakt, so dass nach dem Abklingen wieder die volle Funktionsfähigkeit erreicht werden kann.
Eine abschnittsweise Schwächung des äußeren Bandscheibenfaserrings (analus fibrosus) ist ursächlich für die Entstehung der Protrusion: durch den erhöhten Druck des Gallertkerns der Bandscheibe (nucleus pulposus) weicht der äußere Bandscheibenfaserring aus und wölbt sich über die Kontur des Wirbelkörpers hinaus - der Faserring selbst bleibt dabei intakt. Die Protrusion kann jedoch auch bei intakten Strukturen neurologische Störungen wie Missempfinden, Kribbeln und Schmerzen verursachen.

b) Prolaps: Beim Bandscheibenvorfall (Prolaps) hingegen dringt die Gallertmasse bei fortschreitender Belastung aus dem Kern in bereits bestehende Risse des äußeren Faserrings und durchbricht ihn, so dass die Struktur der Bandscheibe samt angrenzendem Längsband zerstört wird.

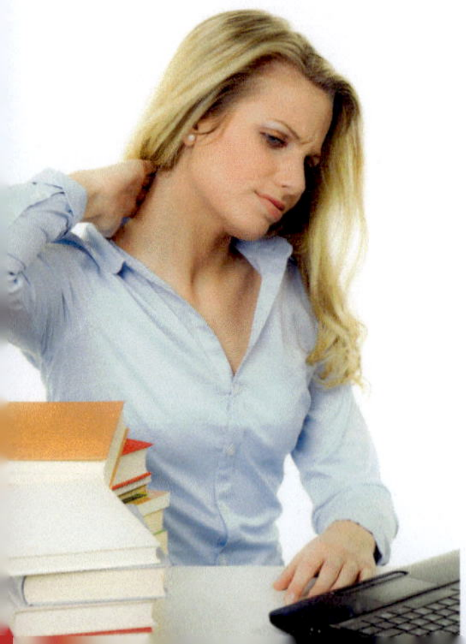

c) Sequester: Lösen sich nun zusätzlich Teile des austretenden Bandscheibenmaterials ab, so entstehen kleine Fragmente, sog. Sequester. Prolaps und Sequester können das Rückenmark oder die Spinalnerven komprimieren, was zu starken Schmerzen, Sensibilitätsstörungen und motorischen Ausfällen wie Kraftverlust/Schwäche führt.

Ursache: Primäre Ursache von Bandscheibenschäden sind altersbedingte Verschleißerscheinungen und Überbelastungen der Wirbelsäule, die z. B. vom Heben schwerer Gegenstände mit vorgebeugtem Oberkörper resultieren. Durch diese Fehlbelastungen wird der Gallertkern der Bandscheibe in Richtung Rückenmarkskanal geschoben und kann auf das umliegende Nervengewebe drücken.

Weitere Ursachen von Bandscheibenschäden stellen Übergewicht, eine zu schwache Rumpfmuskulatur (Rücken-, Bauch-, Gesäß- und Beinmuskulatur) und, in eher seltenen Fällen, auch Unfälle dar.

Symptomatik: Abhängig davon, welche benachbarten Nervenstrukturen durch den „Vorfall" betroffen sind (d. h. welche Lage oder Position das verschobene Gewebe einnimmt), entstehen auch die unten beschriebenen charakteristischen Symptome.

Es ist jedoch auch möglich, dass ein Bandscheibenvorfall gar keine Schmerzen verursacht, wobei dies eher die Ausnahme ist. Der akut auftretende, stechende Schmerz ist daher in der Regel immer klassische Erscheinung eines Bandscheibenvorfalls.

Bereich der Lendenwirbelsäule (LWS): Bandscheibenschäden im LWS-Bereich sind gekennzeichnet durch einen auf die Lendenwirbelsäule begrenzten Schmerz. Dieser Schmerz kann auch in die Beine bis über die Knieregion hinaus in Füße und Zehen ausstrahlen, sofern ein Spinalnerv betroffen ist. Neben Schmerzen können in der betroffenen Region auch Symptome wie Empfindungsstörungen, Taubheit, Kribbeln und Muskelschwäche auftreten, die sich häufig zusätzlich beim Husten und Niesen verstärken.

Bereich der Halswirbelsäule (HWS): Liegt ein Bandscheibenschaden im HWS-Bereich vor, zeigt sich dies durch Beschwerden in den Armen, Händen und/oder Fingern (die Spinalnerven sind dann betroffen).

Diagnostik: Besteht der Verdacht auf einen Bandscheibenvorfall, haben Mediziner zur Diagnosesicherung diverse Untersuchungsmöglichkeiten:

- Manuelles Austesten
  (Tests auf Schmerzen, Kraft, Beweglichkeit und Sensibilität)
- Röntgendiagnostik (für die knöcherne Untersuchung)
- Computertomographie (CT)
- Magnetresonanztomographie (MRT)
- Myelographie (Beurteilung von Rückenmark sowie Nervenwurzeln)

Therapie: Sofern mit einem Bandscheibenschaden keine Lähmungserscheinungen oder Störungen beim Stuhlgang und beim Wasserlassen einhergehen, liegt zunächst kein akuter Notfall vor. Es kann daher nun die konservative Therapie angewandt werden, bei der unter anderem folgende Methoden zum Einsatz kommen:

- Kurzfristige Gabe von Medikamenten
  (Schmerzmittel und Mittel zur Muskelentspannung)
- Kräftigung der Rumpfmuskulatur
  (physiotherapeutische Maßnahmen)
- Phasenweise Ruhigstellung der Wirbelsäule
  (Halsmanschette, Stufenbett etc.)
- Manuelle oder mechanische Traktionen zur
  Entlastung der Wirbelsäule

Hinweis I: Da die Chancen einer Heilung durch konservative Behandlungsmethoden bei 90 Prozent liegen, sollte diesen der Vorzug vor der operativen Therapie – vorausgesetzt, es liegt kein akuter Notfall vor – gegeben werden. Nur wenn nach mehrwöchiger konservativer Therapie nur wenig oder keine Besserung eintritt, d. h. eine zur geringe Schmerzreduktion und/oder häufig wiederkehrende Vorfälle, so sollte und muss eine Operation in Betracht gezogen werden.

Hinweis II: Aufgrund der Schmerzen und zeitweisen Einschränkung der Lebensqualität drängen Betroffene oft schnell zur Operation. Wichtig zu wissen ist dabei jedoch, dass das Ergebnis einer Operation im ungünstigen Fall durch einen erneuten Bandscheibenvorfall oder wucherndes Narbengewebe ungenügend ist, keine Vorteile bringt. Die Entscheidung für eine Operation sollte daher gut überlegt sein.

Prävention: Wenn Du beruflich im präventiven Massage- und Wellnessbereich tätig bist, werden Dir nahezu täglich Kunden mit Rückenschmerzen begegnen. Oft handelt es sich bei den Beschwerden um Bandscheibenschäden unterschiedlich starker Ausprägung, die im akuten Stadium zwar häufig schon therapiert, aber in der langfristigen Nachsorge nicht professionell präventiv versorgt wurden.

Hier kann man Tipps und Hinweise geben, die hervorragend zur allgemeinen Rückenprävention von Kunden jeden Alters geeignet sind:

a) Regelmäßige Entlastungsphasen:
Präventive, manuelle Zugtechniken (Traktionen) können gezielt eingesetzt werden und sorgen für Entlastung der Wirbelsäulenstrukturen.

Zudem vermitteln sie ein Gefühl der Erleichterung, denn es fühlt sich bei einer Traktion an, als würde man „in die Länge gezogen".

b) Ausreichend körperliche Bewegung:
Regelmäßige, aktive und motivierende Bewegung ist für Betroffene besonders wichtig.

c) Spezielles Training der rumpfstabilisierenden Muskulatur:
Das Training der Rumpfmuskulatur – dazu gehören die Rücken-, Bauch-, Gesäß- und Beinmuskulatur – sorgt für ein solides Kraftmaß im Körper und bewirkt, dass die Wirbelsäule hervorragend stabilisiert und Bandscheiben gleichzeitig entlastet werden.

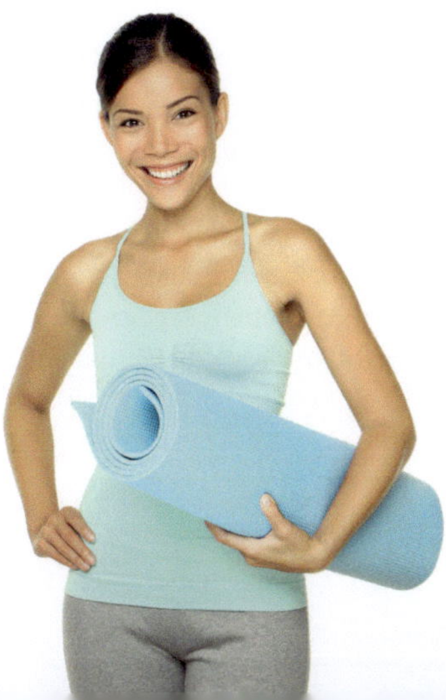

d) Allgemeine Alltagshinweise:

- Bei überwiegend sitzender Tätigkeit: Regelmäßiger Wechsel von Stehen und Sitzen
- Schwere Gegenstände nur aus hockender Position mit geradem Rücken anheben
- Sitzgelegenheiten ergonomisch gestalten (z. B. höhenverstellbare Sitzflächen)
- Entspannte, aufrechte Arbeitsposition bei allen Tätigkeiten in Beruf und Haushalt

3.2.2 Krankheitsbilder: Schultergelenk/Schultergürtel, Ellenbogen

a) Impingementsyndrom

Definition: Beim Impingementsyndrom kommt es bei einer Armabspreizung (Abduktion) im Winkel von 60–120° im Schultergelenk zu Einklemmungen von Sehnengewebe im Raum unter dem Schulterdach (acromion).

Ursache: Die schmerzhafte Reizung entsteht am Schultergelenk durch Platzmangel unterhalb des Schulterdaches. Die Reizung führt zum Anschwellen verschiedener Strukturen und zu Degenerationserscheinungen der Bizepssehne und der Rotatorenmanschette (Muskel-Sehnen-Platte), die das Schultergelenk umgibt und muskulär schützt.

Die am häufigsten betroffenen Sehnen sind dabei die des Supraspinatus-Muskels (m. supraspinatus) und die Sehne des langen Bizepskopfes (m. biceps brachii).

Auch der Schleimbeutel unter dem Schulterdach (bursa subacromialis) kann eingeklemmt werden und Schmerzen verursachen.

Diagnose: Das Zeichen des „schmerzhaften Bogens“ gibt ein erstes diagnostisches Indiz. Zusätzlich sind tastbare Druckschmerzen im Bereich der Rotatorenmanschette und langen Bizepssehne anzutreffen. Ergänzende bildgebende Verfahren (z. B. Ultraschall) zur Feststellung von Kalkablagerungen helfen bei der eindeutigen Diagnosestellung.

Therapie: Die Behandlung erfolgt konservativ, d. h. ohne Operation. Primär kommen physiotherapeutische Anwendungen zum Einsatz wie die Bizepskräftigung, eine Stärkung der Rotatorenmanschette, Elektrotherapie, Ultraschall und Wärme zur Durchblutungsverbesserung. Zusätzlich können Medikamente angebracht sein.

Kontraindikationen: Liegt ein Impingement-Syndrom vor, so sollte man sämtliche Bewegungen und Übungen unterlassen, die ein Seitheben des Armes über 60° hinaus fordern.

Im sportlichen Bereich muss auf Trainingsübungen wie Bankdrücken oder Schulterdrücken verzichtet werden.

b) Golfer-Ellenbogen (epicondylitis humeri ulnaris)

Definition: Unter dem Golfer-Ellenbogen versteht man eine schmerzhafte, entzündliche Muskel-Sehnen-Ansatzreizung der Handgelenk und Finger beugenden Muskeln am ellenseitigen (ulnaren), gelenknahen Knochenvorsprung (epicondylus) des Oberarms.

Ursache: Die Ursache für den Golfer-Ellenbogen sind einseitige und ungewohnte Belastungen der Handgelenk und Finger beugenden Muskeln.

Symptome/Diagnose: Symptomatisch lassen sich zum Teil stechende Bewegungsschmerzen im direkten Sehnenansatzbereich feststellen.

Diese können in den Unterarm bis in die Hand, aber auch vom Oberarm bis zur Halswirbelsäule (HWS) hin ausstrahlen und die Diagnose stützen.

Therapie: Die Behandlung wird medikamentös mit Kortison durchgeführt. Zusätzlich erfolgt eine Ruhigstellung und später physiotherapeutische Betreuung (Stoffwechselaktivierung durch allgemeines Training, mobilisierende, dehnende Bewegungen).

Eine Operation kommt dann zum Einsatz, wenn alle konservativen Methoden zu keinem Erfolg führen.

Kontraindikationen: Während der Entzündung sind Kraftübungen tabu. Stetig wiederkehrende Bewegungen (z. B. am Arbeitsplatz) sollte man vermeiden, wenn dadurch erneut Schmerzen provoziert werden.

c) Tennis-Ellenbogen (epicondylitis humeri radialis)

Definition: Unter dem Begriff Tennis-Ellenbogen versteht man die schmerzhaft entzündliche Muskel-Sehnen-Ansatzreizung der Handgelenk und Finger streckenden Muskeln am speichenseitigen (radialen), gelenknahen Knochenvorsprung (Epicondylus) des Oberarms.

Ursache: Für die Entstehung des Tennis-Ellenbogens sind einseitige und ungewohnte Belastungen der Handgelenk und Finger streckenden Muskeln die Ursache.

Symptome/Diagnose: Der Tennis-Ellenbogen zeigt sich im direkten Sehnenansatzbereich durch teilweise stechende Schmerzen, die bei Bewegung auftreten. Ausstrahlungen der Schmerzen in den Unterarm bis in die Hand und in den Oberarm bis hin zur Halswirbelsäule (HWS) sind nicht unüblich.

Therapie und Kontraindikationen: Sowohl die Behandlung als auch die Kontraindikationen sind denen des Golfer-Ellenbogens identisch.

3.2.3 Krankheitsbilder: Knie

a) Kniegelenksverschleiß (gonarthrose)

Ursache: Die Gonarthrose kann verschiedene Ursachen haben – oft kommen jedoch mehrere Faktoren zusammen, die kombiniert zu einem Kniegelenksverschleiß führen. Dazu gehören Achsfehlstellungen der Beine, Kniescheibenfehlstellungen aufgrund einer Insuffizienz der vorderen Oberschenkelmuskulatur (m. quadriceps femoris), Überlastung und ganz allgemein das Alter.

Symptome/Diagnose: Bei einer Gonarthrose lässt sich ein dumpfes Reiben und Knirschen bei Bewegung im Knie feststellen. Hinzu kommen Bewegungseinschränkungen bei Beugung und Streckung des Kniegelenks, eine Kniegelenksergussbildung und eine starke Erwärmung des Knies bei Überlastung.

Auch ein Ruhe- und Belastungsschmerz sowie Muskelschwund (Atrophie) der knieumgebenden Muskulatur gehören zu den Anzeichen eines Kniegelenkverschleißes.

Therapie: Allem voran steht die Reduktion von Körpergewicht, falls der Betroffene Übergewicht hat, weil dadurch die Kompressionsbelastung auf das Kniegelenk verringert wird. Zusätzlich können schmerzlindernde und entzündungshemmende Medikamente verabreicht werden.

Physiotherapeutisch sorgen die Kältetherapie und eine Verbesserung der muskulären Führung (d. h. Muskulatur stärken und so das Gelenk entlasten) für einen konstanten Heilungsverlauf. Sollten konservative Methoden keine Wirkung erzielen, muss operativ über den Einsatz einer Teil- oder Totalendoprothese („künstliches Knie“) nachgedacht werden.

Kontraindikationen: Kunden sollten darauf achten, keine Kompressions- und Scherbelastungen (Verdrehung) auf das betroffene Knie einwirken zu lassen.

b) Meniskusverletzungen

Definition: Bei einer Meniskusverletzung kommt es zu einer Schädigung der Faserstruktur des Knorpels im Kniegelenk (Meniskus). Es können dabei Längs- und Querrisse entstehen, aber auch ein randständiger Abriss oder ein Abriss von Vorder- oder Hinterhorn des Meniskus ist möglich.

Ursache: Meniskusschäden werden am häufigsten durch traumatische Verletzungen (meist zusammen mit Kreuzband-/Innenbandverletzungen) ausgelöst. Es können jedoch auch degenerative Verletzungen aufgrund von X- oder O-Beinstellungen und Drehungen bei stark gebeugtem Knie als Ursachen in Frage kommen.

Symptome/Diagnose: Patienten klagen oft über spontane Streck- oder Beugeeinschränkungen sowie Einklemmungsprobleme im betroffenen Knie. Diagnostisch lässt sich die Erkrankung durch passives Durchbewegen des Kniegelenks in extreme Gelenkstellungen ermitteln („Schmerzprovokationstest“).

Therapie: Die Behandlung beginnt mit der Beseitigung der störenden Einklemmungen – dazu wird Zug (Traktionen) ausgeübt und das Knie auch geschüttelt. Treten Meniskusverletzungen häufiger auf, ist in der Regel eine Operation mit möglichst geringer Materialentfernung des Meniskus erforderlich. Physiotherapeutisch steht eine Kräftigung der Streck- und Beugemuskulatur am Oberschenkel bei gleichzeitiger Gelenkentlastung auf dem Plan.

Kontraindikationen: Es gibt einige Bewegungsmuster, die bei einer Meniskusverletzung unbedingt vermieden werden sollten. Dazu gehören alle Kompressions- und Scherkraftbelastungen, die auf das Knie einwirken, sowie Standbeinrotationen und Kniebeugungen unterhalb 90°.

3.2.4 Krankheitsbilder: Beckengürtel/Hüfte und Füße

a) Hüftgelenksverschleiß (coxarthrose)

Ursache: Die Ursachen einer Coxarthrose sind sehr vielfältig. Vor allem höheres Alter und Übergewicht begünstigen den Hüftgelenksverschleiß, aber auch traumatische Verletzungen, chronische Polyarthritis und Überlastung durch eine Beinlängendifferenz können als Auslöser ursächlich sein.

Symptome/Diagnose: Die Erkennungszeichen einer Coxarthrose sind sehr typisch, wie z. B. die morgendlichen Geh- und Einlaufschmerzen und Schmerzen beim Treppensteigen. Stellt der Arzt oder Therapeut einen Befund auf, werden sehr häufig Bewegungseinschränkungen bei der Hüftstreckung, Abspreizung (Abduktion), Innenrotation und eine Abschwächung der Gesäßmuskulatur festgestellt – letztere zeigt beim Betroffenen ein sehr charakteristisches Gangbild, den „Watschelgang“ (= so genanntes Trendelenburg-Syndrom).

Therapie: Man versucht zuerst, eine konservative Therapie durchzuführen. Dazu gehören eine Kräftigung der Hüftstreckmuskulatur und Abduktoren, der Abbau von eventuellem Übergewicht (Diät) und langsame, kontrollierte Bewegungen ohne Belastung (Hüftgelenkentlastung). Bringt eine konservative Behandlung nicht dauerhaft den gewünschten Erfolg, kann dem Kunden operativ eine „künstliche Hüfte“ eingesetzt werden.

Kontraindikationen: Als Betroffener sollte man starke Kompressionen der Hüfte, schwere Kniebeugen, Sprünge und das Überkreuzen der Beine vermeiden.

b) Knöchel-Außenband-Verletzung (fibolotalare Bandruptur)

Ursache/Symptome/Diagnose: Bei einer Außenband-Verletzung des Fußes kommt es zur Schwellung und Schmerzen bei der Bewegung und Belastung. Die Verletzung entsteht am häufigsten durch Umknicken des Fußes im Alltag oder bei sportlicher Aktivität. Symptomatisch kann es zusätzlich zu Einblutungen mit Hämatombildung (Bluterguss) und Bewegungseinschränkungen im Fußgelenk kommen. Der Arzt findet bei der Diagnostik mittels gehaltener Röntgenaufnahme eine seitliche „Aufklappbarkeit" des Fußgelenks (im Seitenvergleich).

Therapie: Früher wurde ein Riss am Außenband des Fußes relativ schnell operiert. Heute ist das nur noch bei Sportlern der Fall, die sehr schnell wieder fit werden müssen.

Alle anderen Betroffenen erhalten eine konservative Versorgung der Verletzung durch eine Sprunggelenksschiene, die die Supination (Drehen des Fußes nach innen-oben) verhindert. Zusätzlich kommt die physiotherapeutische Behandlung zum Einsatz und wendet u. a. Lymphdrainage, manuelle Therapie, isometrische Übungen (Kräftigung der Gelenk umgebenden Muskulatur) und Gleichgewichtstraining (Propriozeption/Koordination) an, so dass das Fußgelenk wieder Stabilität erhält.

Kontraindikationen: Unbedingt zu vermeiden sind alle ausladenden Supinationsübungen, d. h. der betroffene Fuß darf nicht nach oben-innen gedreht werden, da sonst das Außenband des Fußes erneut zu stark gedehnt wird und verletzt werden kann.

c) Achillessehnenverletzung

Definition/Ursache: Bei der Achillessehnen-Verletzung liegt ein kompletter Riss oder Teilabriss (Ruptur) der Achillessehne (m. gastrocnemius) vor. Als Ursachen kommen Achsenfehlstellungen von Knie oder Sprunggelenk, eine verkürzte Wadenmuskulatur oder auch Überlastung der Sehne durch immer wiederkehrende Mikrotraumatisierungen in Frage.

Der Auslöser ist meist eine abrupte Bewegung, die die Sehne (an-) reißen lässt.

Symptome/Diagnose: Beim Reißen der Sehne ist häufig ein lauter Knall zu hören. Zusätzlich treten Schmerzen, Schwellungen und Einblutungen auf – das Bewegen des Fußes nach unten (Plantarflexion) ist nicht mehr möglich. Der Arzt oder Manualtherapeut kann zur Befund- und Diagnosesicherung den so genannten „Thompson-Test" durchführen: Der Kunde befindet sich in Bauchlage mit leicht gebeugtem Knie.

Der Behandler drückt nun den betroffenen Wadenmuskel zusammen, der infolgedessen eine passive Fußbewegung in Plantarflexion auslösen müsste (Fuß streckt sich nach unten wie beim Zehenstand) – geschieht dies nicht, ist die Sehne gerissen.

Therapie: Die operative Versorgung mit anschließender mehrwöchiger Fixierung des Fußes in einer 20° Spitzfußstellung (damit Ansatz und Ursprung der Muskels für den Heilungsprozess räumlich angenähert sind), wird noch am häufigsten durchgeführt.

Im Anschluss erfolgt eine Gelenkmobilisierung und zunehmende Belastungssteigerung sowie propriozeptives und kräftigendes Training der Bein- und Fußmuskulatur.

Ziel der Therapie: Die Behandlung soll die Beweglichkeit des Sprunggelenkes erhalten und auch verbessern. Außerdem soll die behutsame Kräftigung der Wadenmuskulatur wieder zu einem sicheren, belastungsstabilen Gefühl im Gelenk führen.

Kontraindikationen: Nach der Therapie ist es besonders wichtig, keine Fehlbelastungen aufkommen zu lassen. Dazu gehören vor allem Sprungbelastungen, besonders zusammen mit Scherkraft- und Rotationsbewegungen in den ersten Monaten sowie schnelle Richtungswechsel beim Laufen.

3.3 Indikationen & Kontraindikationen

Schon wieder ein Kapitel geschafft – klasse, Du bist fleißig! Der Schwerpunkt dieses Kapitels vermittelt Dir nun wichtige Indikationen (wann ist eine Wellnessanwendung sinnvoll) und Kontraindikationen (wann sollte z. B. nicht massiert oder nicht trainiert werden) für den Wellness- und Präventionsbereich.

3.3.1 Allgemeines zu Indikationen und Kontraindikationen

Das grundlegende Wissen um Indikationen und Kontraindikationen für die Wellness-Massage und Präventions- und Fitnessanwendungen verleiht Dir Sicherheit im Umgang mit Deinen Kunden.

Auch wenn Du zukünftig nur gesunde Personen auf Deiner Massagebank begrüßen solltest, ist es dennoch ratsam, einige der wichtigsten Kontraindikationen zu kennen. So kannst Du im Ausnahmefall auch eine Massage von vornherein unterlassen, wenn Du der Meinung bist, dass es für Deinen Kunden oder auch für Dich selbst keinen Nutzen bringt und/oder zudem mögliche Gefahren birgt.

Auf der anderen Seite kannst Du mit den wichtigsten Indikationen Deinen Kunden aufzeigen, welche vielfältigen positiven Wirkungen eine professionell ausgeführte Wellness-Massage oder sonstige Wellness-Präventionsanwendung hervorbringen kann.

Indikationen: Was kann die präventive Wellness-Massage bewirken?

Du wirst diese Frage von potenziellen Kunden öfter hören als Du denkst: „Welche Wirkungen haben denn Ihre Massagen?“ – Was wirst Du darauf antworten? Dass die Massage entspannend ist und man sich danach gut fühlt ist natürlich völlig korrekt. Du kannst Deine Antwort aber auch mit mehr Details versehen und so noch professioneller auftreten.

Die folgende Liste der häufigsten Indikationen solltest Du Dir als Gedankenstütze einprägen:

- Allgemeine Entspannung, Stressabbau, Wohlbefinden, Erholung
- Positive Umstimmung des Nervensystems (z. B. bei innerer Unruhe)
- Präventiver Ausgleich muskulärer Ungleichgewichte (Verspannungen)
- Steigerung der körperlichen Abwehr und der Leistungsfähigkeit (Immunsystem)
- Positive Beeinflussung bei Belastungen im Alltag (Büro, PC etc.)
- Verbesserung der Köperwahrnehmung (spüren einzelner Muskeln)
- Entschlackung und Regeneration (Haut, Bindegewebe, Muskulatur

Kontraindikationen: Wann sollte die Massage nicht angewendet werden?

Die nachfolgende Auflistung der so genannten Kontraindikationen wird Dir eine nützliche Hilfe sein, wenn Du im Massage- und Wellnessbereich mit Kunden in Kontakt kommst. Da es eine Vielzahl unterschiedlicher Krankheitsbilder gibt, erhebt diese Liste keinen Anspruch auf Vollständigkeit – vielmehr sollst Du Dir einen guten Überblick verschaffen.

3.3.2 Akute Herz-Kreislauferkrankungen

(z. B. Herzinfarkt, Angina Pectoris)

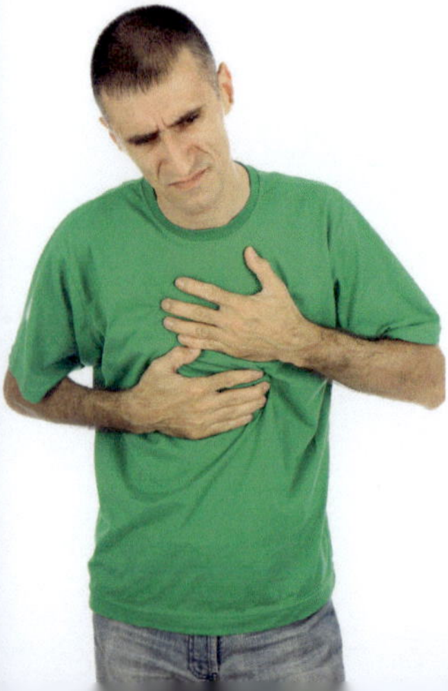

Vor allem in unserer westlichen Welt haben in den letzten Jahrzehnten die Herz-Kreislauf-Erkrankungen stark zugenommen. Gründe dafür sind vorrangig zu fettes Essen, mangelnde Bewegung und das Rauchen.

Die schlimmste und gefährliche Erkrankungsform des Herz-Kreislauf-Systems ist der Herzinfarkt (auch Myokardinfarkt oder Herzanfall genannt). Er ist lebensbedrohlich und muss immer schnell und intensiv medizinisch versorgt werden. Beim Infarkt sterben Teile des Herzmuskels (Myokard) auf Grund einer

Durchblutungsstörung (Ischämie) ab, sofern diese in der Regel länger als 20 Minuten besteht. Verantwortlich ist in den häufigsten Fällen ein Blutgerinnsel in einer stark verkalkten Engstelle eines Herzgefäßes. Die häufigsten Symptome eines Herzinfarktes sind der plötzlich auftretende, starke Schmerz im Brustbereich (kann mehr als 20 Minuten anhalten!), der mit Ausstrahlung in die Schultern, die Arme, den Unterkiefer bis hin zum Oberbauch einhergehen kann. Schweißausbrüche, Übelkeit und Erbrechen sind weitere Anzeichen.

Das Krankheitsbild „angina pectoris“ (deutsch: Brustenge, Herzschmerz) ist gekennzeichnet durch einen anfallartigen Schmerz im Brustbereich, der durch eine Durchblutungsstörung des Herzens verursacht wird. Sehr häufig beruht diese auf einer Engstelle eines Herzgefäßes.

Wichtig: Bei beiden Krankheitsformen sollten Massageanwendungen strengstens unterbleiben, da eine Massage immer auch eine Mehrdurchblutung im Gewebe verursacht – diese könnte dazu führen, dass der Herzmuskel zusätzlich belastet würde!

3.3.3 Entzündungen, Verletzungen und Wunden

Entzündete Körperstellen sollten nicht mit Wellnessmassagetechniken bearbeitet werden. Dabei ist es unerheblich, ob die Entzündung oberflächlich, d. h. direkt auf der Haut, oder tieferliegend, z. B. wie in einem Gelenk oder Muskel, vorhanden ist. Denn mechanische Reibung erzeugt eine zusätzliche Erwärmung und kann eine Entzündung noch verschlimmern. Gleich verhält es sich mit offenen Verletzungen/Wunden, die außerdem bei Berührung sehr schmerzhaft sein können – Dein Kunde würde die Massage an dieser Stelle sicher nicht tolerieren.

3.3.4 Hochgradige Osteoporose
(Knochenerweichung)

Die Osteoporose (hergeleitet von οστέον „Knochen“ und πώρος „Tuffstein“; auch bekannt als Knochenschwund) ist eine häufige Knochenerkrankung des Alters, die mit einer erhöhten Anfälligkeit für Knochenbrüche (Frakturen) einhergeht. Physiologisch ist die Osteoporose von einer Abnahme der Knochendichte durch den übermäßig raschen Abbau der Knochensubstanz und Knochenstruktur gekennzeichnet und kann das gesamte Körperskelett des Menschen befallen. 80 Prozent aller Osteoporosen betreffen Frauen, wobei die Erkrankung häufig nach der Menopause beginnt. Die häufigste Komplikation bzw. Folge der Osteoporose sind Knochenbrüche, die nach Häufigkeit sortiert an diesen Körperstellen auftreten:

- Einbrüche von Wirbelkörpern
- Hüftgelenksnahe Oberschenkelknochenbrüche
- Speichenbrüche nahe dem Handgelenk
- Oberarmkopfbruch
- Brüche des Beckens

Wichtig: Bei einer hochgradigen Osteoporose ist für Dich nicht/kaum einzuschätzen, welche Knochenbelastungen die betroffene Person aushalten kann – mitunter kann es sein, dass schon ein fehlerhaftes, zu abruptes Hinlegen auf die Massagebank ausreicht, um einen Knochenbruch zu provozieren. Die Massage sollte daher nicht durchgeführt werden.

3.3.5 Erhöhte Blutungsneigung

(z. B. durch Medikamente wie Heparin)

Eine erhöhte Blutungsneigung entsteht immer dann, wenn die Blutgerinnung gestört ist. Die Blutgerinnung wird über die so genannte „Homöostase" geregelt, die einen lebenswichtigen Prozess im Körper darstellt. Die Homöostase sorgt dafür, dass z. B. die bei Verletzungen der Blutgefäße entstehenden Blutungen zum Stillstand gebracht werden – sonst würde der Körper komplett ausbluten. Diese Funktion verhindert den übermäßigen Austritt von Blut aus dem Blutkreislauf und bildet dadurch die Basis für eine Wundheilung.

Ist die Homöostase jedoch gestört, so kann es zu einer Blutungsneigung kommen. Optisch bemerkbar macht sich das bei Kunden beispielsweise daran, dass schon kleinste Mikroverletzungen im Gewebe (etwa durch Hinfallen, Schneiden, Abschürfen etc.) zu großen Blutergüssen führen, weil eine Einblutung ins Hautgewebe erfolgt. Neben speziellen Erkrankungen, die zu einer Blutungsneigung führen, sind die häufigeren Formen vor allem durch Medikamente wie Heparin oder Marcumar verursacht, die nicht selten im Rahmen diverser Therapien verschrieben werden.

Wichtig: Da es sein kann, dass auch kleinste Gewebeverletzungen bei den Betroffenen schon zu Blutungen führen können (z. B. ausgelöst durch bestimmte Massagegriffe), sollte bei erhöhter Blutungsneigung die Massage nicht durchgeführt werden.

3.3.6 Fieberhafte Erkrankungen, allgemeines Unwohlsein

Fieber beruht auf dem Zustand erhöhter Körperkerntemperatur. Fieber ist keine Krankheit, sondern ein Symptom, das darauf aufmerksam macht, dass im Körper eine Störung vorliegt. Typisch ist das Fiebersymptom z. B. bei stärkeren Erkältungskrankheiten. Man spricht von Fieber, wenn die Körperkerntemperatur über 38 °C angestiegen ist. Da Fieber das Immunsystem des Menschen bei den körpereigenen Abwehrmechanismen unterstützt, sollte es nur dann gesenkt werden, wenn die Körpertemperatur 40 °C überschreitet, es lange anhält und stark schwächt oder auch bei Risikopatienten wie Kleinkindern oder Patienten mit Herzinsuffizienz.

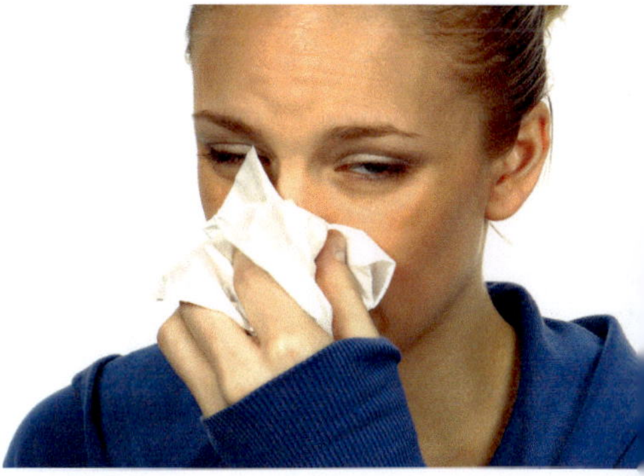

Wichtig: Wenn Fieber im Spiel ist, sollte prinzipiell nicht massiert werden. Grund dafür ist die durch das Fieber bereits vorhandene Mehrbelastung des Körpers, dessen Immunsystem auf „Hochtouren" arbeitet. Eine Massage würde eine zusätzliche Belastung des Körpers darstellen!

3.3.7 Krampfadern (Varizen)

Unter dem Begriff Krampfadern (abgeleitet von althochdeutsch krimpfan „krümmen", lateinisch (pl.) Varizen) werden knotig-erweiterte, meist oberflächliche Venen verstanden. In der medizinischen Fachsprache wird die Krankheit beim Vorliegen von Varizen auch „Varikose" oder „Varikosis" genannt. Betroffen sind bei der Varikose überwiegend die oberflächlichen Venen im Beinbereich inklusive deren Hauptstämme (vena saphena magna und vena saphena parva).

Beim Vorhandensein von Krampfadern darf, ohne ärztliche Zustimmung, generell nicht massiert werden und es dürfen auch keine weiteren präventiven Anwendungen (z. B. Thermotherapie) ausgeführt werden.

Krampfadern können aufgrund ihres Wandverlaufes dazu führen, dass die Durchblutung teilweise langsamer erfolgt und das Risiko besteht, dass sich in den „ausgebeulten" Venen, ein Blutgerinnsel (Thrombus) bildet. Da durch eine Massage die Durchblutung im gesamten Körper gesteigert wird, kann es passieren, dass dieser Thrombus mitgerissen wird, er wird zum Embolus und das kann z. B. folgenden Auswirkungen haben:

- **Verstopfungen in den Blutgefäßen**, so dass Bereiche z. B. der Muskeln nicht versorgt werden und dadurch absterben können,
- **Lungenembolie**: Da der Embolus die Gefäße in den Lungen verstopfen kann, wird die Lunge nicht mehr richtig durchblutet und kann den Sauerstoffaustausch nicht mehr durchführen. Lebensgefahr!
- **Herzinfarkt**: Der Embolus kann die kleinen Blutgefäße im Herz blockieren und so zu einer Minderdurchblutung des Herzens führen. Dadurch können Bereiche im Herz absterben, es kommt zu einer Insuffizienz (Funktionseinstellung) und das Herz kann die Pumpfunktion nicht mehr ausführen. Lebensgefahr!
- **Schlaganfall**: Gelangt der Embolus in das Gehirn, kann es auch hier zu Durchblutungsstörungen kommen, Bereiche des Gehirns werden unterversorgt und können ihre Funktion nicht mehr ausführen. Lebensgefahr!

Wichtig: Beim Vorliegen von Krampfader sollte der Kunde zu einem Gefäßspezialisten geschickt werden. Der Experte kann die betroffenen Gefäße untersuchen und feststellen, ob ein Thromboserisiko vorliegt. Der Kunde erhält dann eine Unbedenklichkeitsbescheinigung, die er Dir vorlegen kann. Diese Unbedenklichkeitsbescheinigung, die halbjährlich erneuert werden soll, wird dann Bestandteil Eures gemeinsamen Präventionsvertrages. Du kannst nun am restlichen Körper (betroffene Bereiche unbedingt auslassen) ganz leichte Anwendungen ausführen.

3.3.8 Bösartige Geschwülste (Tumore)

Ein Tumor ist an sich vom Wortstamm her zunächst nur das lateinische Wort für Schwellung oder Geschwulst und stellt jede Zunahme eines Gewebsvolumens unabhängig von der Ursache dar. Vorrangig wird der Begriff „Tumor" im alltäglichen Sprachgebrauch mit der bösartigen (malignen) Form in Verbindung gebracht. Diese malignen Tumore können nahezu jeden Organ- und Skelettbereich des Körpers befallen. Sie kennzeichnen einen Krankheitsverlauf, der fortschreitend zerstörerisch wirkt und, je nach Ausmaß und Körperbereich, auch zum Tod führen kann.

Wichtig: Beim Vorliegen von bösartigen Tumoren besteht ein absolutes Anwendungsverbot, da die gesteigerte Durchblutung z. B. durch eine Massage dazu führen kann, dass dieser Tumor im gesamten Körper Metastasen (Tochtergeschwülste) bilden kann und somit diese Erkrankung noch verschlimmert wird.

4. Grundlagen der Wellness-Massage

4.1 Öle, Lotionen und Massage-Cremes

Gleich geht es etwas intensiver um die praktische Ausführung der Massage. Zuvor werfen wir jedoch noch einen kleinen, aber wichtigen Blick in dieses interessante vierte Kapitel. Es beschäftigt sich mit den Themen: Basisöle, ätherische Öle, Lotionen, Cremes sowie deren optimaler Anwendung bei entspannenden Wellness-Massagen. Lerne hier, wie Du diese Produkte gezielt einsetzen kannst, um Deinen Kunden ein unvergleichliches Massageerlebnis zu ermöglichen.

Im Wellnessbereich werden für die meisten Massageformen (außer z. B. Shiatsu-Massage) Öle oder Lotionen verwendet, um die Massage angenehm und geschmeidig wirken zu lassen. Auch für Dich als angehender Massage-Profi ist die Arbeit mit gleitenden Händen einfacher, spart Kraft und pflegt zudem Deine eigenen Hände. Auf den folgenden Seiten stellen wir Dir daher die wichtigsten Hinweise zu Ölen, Lotionen und Cremes vor, damit Du Deine Kunden stets wohltuend verwöhnen kannst.

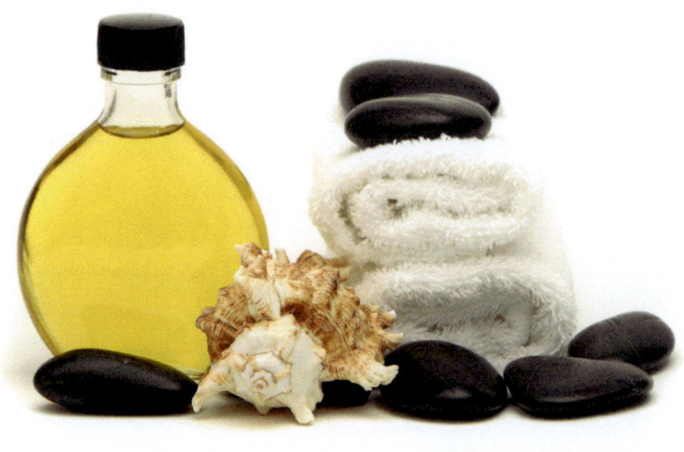

4.1.1 Basisöle

Man unterscheidet zwischen so genannten Basisölen und ätherischen Ölen.

Basisöle sind aufgrund ihrer guten Gleiteigenschaften optimal für Wellness-Massagen geeignet. Das natürliche Jojobaöl ist ein solches Basisöl, wird nicht ranzig und besitzt daher eine nahezu unbegrenzte Haltbarkeit. Sesamöl mit seinem hohen Gehalt an Lezithin ist ebenfalls ein sehr gutes Basisöl. Auch das milde Mandelöl mit seinen vielfältigen und wertvollen Inhaltsstoffen ist überaus gut verträglich und für die Kombination mit ätherischen Ölen ein echter Klassiker.

4.1.2 Ätherische Öle

Ätherische Öle wie z. B. Rose, Lavendel oder Mandarine werde nur in geringen Mengen eingesetzt und in der Regel zur Aromatisierung der Basisöle genutzt. Sie werden daher einem Basisöl als „Wirkstoff" zugesetzt und stellen in Kombination ein wohlriechendes Öl mit spezieller Wirkung her.

4.1.2.1 Haltbarkeit

Die meisten ätherischen Öle können problemlos über viele Jahre hinweg aufbewahrt und gelagert werden, alleinige Ausnahme stellen die Zitrusöle dar, die in der Regel nur maximal zwei Jahre haltbar sind. Einige Ölsorten können jedoch im Laufe der Zeit sogar ähnlich wie ein guter Wein an Aroma gewinnen (z. B. Rosenöl). Dabei sollten die Öle immer dunkel gelagert werden, z. B. in gut verschließbaren, dichten Ölflaschen oder Ölbehältern.

4.1.2.2 Qualität

Für Dich als Massage-Experten ist es zunächst nicht so einfach, die richtigen ätherischen Öle zu finden, weil das Angebot heutzutage sehr unübersichtlich und vielfältig geworden ist. Hinzu kommt, dass man die Inhalte der Öle im Detail prüfen muss, bevor man einen Kauf tätigt, denn nur wenn alle Kriterien für ein gutes ätherisches Öl stimmen, bekommt man für sein Geld auch die richtige Qualität.

MADE IN GERMANY

Der nachfolgende Kriterienkatalog wird Dir helfen, das für Dich richtige Öl auszuwählen – Du solltest u. a. auf folgende Merkmale beim Einkauf achten:

- Naturprodukt mit 100 % naturreinem ätherischen Öl
- Achtung bei Angabe: „Naturidentisch“, das sind synthetische Produkte
- Exakte Füllmenge und Angabe der Chargennummer zur Identifikation des Produkts
- Bei Zitrusölen immer auf das Verfallsdatum achten (ca. 2 Jahre haltbar)
- Sicherheit für Kinder/Jugendliche (Kinder fernhalten, gesundheitsschädlich bei Verschlucken!)
- Pflanzenteil, aus dem das Öl gewonnen wurde (z. B. Blätter, Rinde), sollte angegeben sein

4.1.2.3 Hinweise & Tipps zur Anwendung

Für den Gebrauch ätherischer Öle bei Kinderanwendungen sollte generell nur die halbe Menge einer Erwachsenendosierung genutzt werden, um z. B. Irritationen der Haut zu vermeiden.

Ätherische Öle sollten bei Vorliegen einer Schwangerschaft sehr vorsichtig eingesetzt werden, denn einige Substanzen könnten Wehen auslösen, wie z. B. Zeder, Estragon, Thymian, Anis, Basilikum, Engelwurz, Myrrhe, Fenchel, Nelke, Kümmel, Lorbeer, Muskat, Salbei, Rose, Zimt, Zitrone, Wacholder, Pfefferminze oder Rosmarin.

Bis auf die Ausnahmen der natürlichen Substanzen Teebaumöl, Lavendel, Pfefferminze und Rose sollten ätherische Öle nicht unverdünnt angewendet werden, da die Reize für den Körper sonst zu stark wären.

Vorsicht: Es gibt Öle, die sehr mit Bedacht benutzt werden sollten (Gefahr der Hautreizung). Zu diesen Ölen zählen z. B. Beifuß, Lorbeer, Anis, Arnika, Oregano, Kiefer, Zimt, Pfeffer.

4.1.2.4 Herkunft

Ätherische Öle kommen in Pflanzen vor. Man findet sie in diesen Pflanzenteilen:

- In Früchten:
  Zitrone, Orange, Kümmel Fenchel, Vanille, Limette, Wacholder.
- In Samen:
  Anis, Karotten, Muskatnuss, Koriander, Moschuskörner.
- In Blättern:
  Zimt, Melisse, Pfefferminze, Basilikum, Geranie, Tea-Tree.
- In Blüten:
  Jasmin, Rose, Mimose.
- Im Holz:
  Sandelholz, Zeder, Rosenholz.
- In Harz/Balsame:
  Honig, Weihrauch.
- In Wurzeln:
  Ingwer, Angelika, Iris.

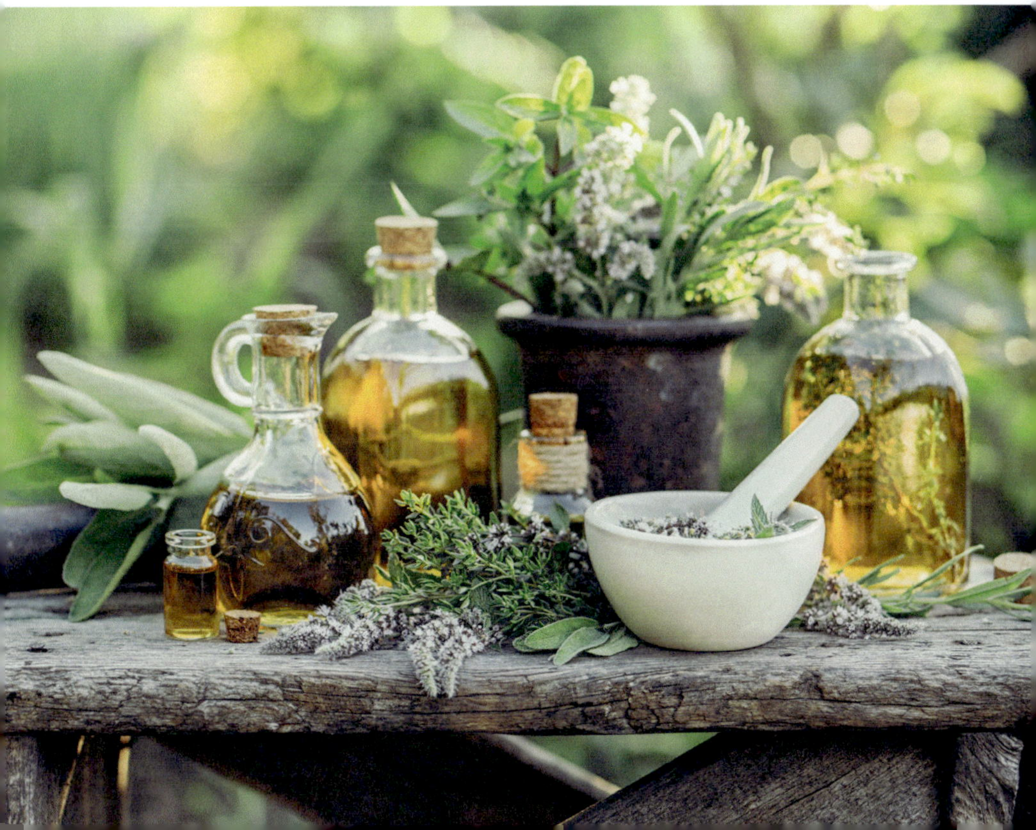

4.1.2.5 Wirkungen

Ätherische Öle verfügen über die Eigenschaft, die Zellmembran von menschlichen Körperzellen durchdringen zu können. Diese Funktion ermöglicht ihnen die Fähigkeit, sowohl präventiv als auch therapeutisch zum Einsatz zu kommen. Die verschiedenen ätherischen Öle haben positive Wirkungen auf die unterschiedlichsten Körperbereiche. An dieser Stelle soll eine kurze Übersicht gegeben werden, welche Öle positive Wirkung auf welche Bereiche des Körpers haben:

- Magen-Darm-Bereich
  Wirkung durch: Kümmel, Koriander, Anis, Kamille, Pfefferminze, Melisse
- Skelett- und Bewegungsapparat
  Wirkung durch: Pfeffer, Rosmarin, Wacholder, Myrte
- Gesamter Atemtrakt
  Wirkung durch: Eukalyptus, Thymian, Fenchel
- Psyche
  Wirkung durch: Rose, Zitrusöle, Melisse, Kamille, Jasmin
- Haut
  Wirkung durch: Lavendel, Salbei, Kamille, Teebaum

Hinweis/Tipp: Abhängig davon, welche Wirkungen erzielt werden sollen, kannst Du für Deine Massage am Kunden die jeweiligen ätherischen Öle auch selbst zusammenmixen und dadurch die geeigneten Düfte individuell entwickeln!

4.1.2.6 Beispiele für das Mischen ätherischer Öle

Wie bereits oben erläutert, sollen ätherische Öle immer verdünnt angewendet werden. Sie vermischen sich unter anderem gut in Alkohol oder in fetten Pflanzenölen (z. B. Mandelöl). Soll ein ätherisches Öl mit Wasser vermischt werden (z. B. für Aromabäder) bedarf es eines zusätzlichen Emulgators wie Seife, Meersalz oder eines Basis-Ölbads. An folgenden Richtwerten solltest Du Dich orientieren:

- Massage- und Körperöl:
  100 ml Basisöl + 20–25 Tropfen ätherisches Öl
- Gesichtsöl:
  100 ml Basisöl + 5–10 Tropfen ätherisches Öl

- Gesichtsmaske:
  3 EL Heilerde + H2O + 2–3 Tropfen ätherisches Öl
- Kompresse:
  2 L Wasser + 2–4 Tropfen ätherisches Öl
- Bäder:
  Vollbad = 5–15 Tropfen ätherisches Öl,
  Sitz-/Fußbad = 3–5 Tropfen ätherisches Öl
  Bäder: zzgl. Emulgator Seife/Meersalz/Ölbad

Dosierungstipp: 1 ml ätherisches Öl entspricht ca. 20–25 Tropfen!

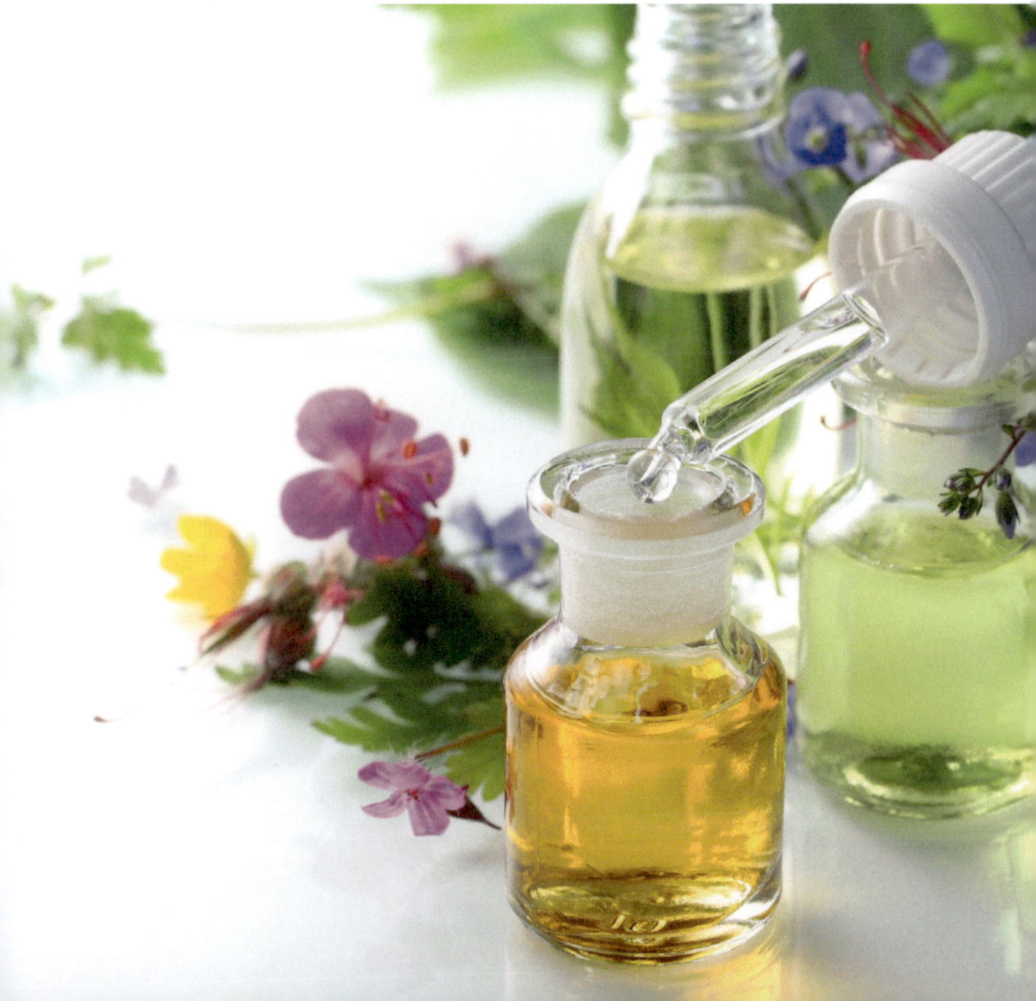

4.1.3 Lotionen

Als häufig verwendete Alternative zu Ölen werden bei Wellness-Massagen auch vermehrt Lotionen verwendet. Lotionen haben zwar den Nachteil, dass sie selbst keine wirkungsvollen Natursubstanzen in sich tragen (weil sie synthetisch hergestellt sind), dafür aber aufgrund der geringen allergischen Reizfähigkeit besser hautverträglich sind als Öle. Lotionen bewirken außerdem eine vergleichbar gute Gleiteigenschaft auf der Haut.

4.1.3.1 Grundlagen und Haltbarkeit

Die Lotion hat ihren Namen vom lateinischen Wort „lotum“ (Wäsche) und stellt eine flüssige, wässrige oder wässrig-alkoholische Zubereitung dar, die mit diversen Wirk- und Hilfsstoffen versetzt sein kann.

Dadurch, dass Lotionen aus einer überwiegend chemischen Grundstruktur bestehen, sind sie in der Regel länger haltbar als (ätherische) Öle.

4.1.3.2 Ausgewählte Qualitätsmerkmale

Wenn Du eine Massagelotion kaufen willst, empfehlen wir Dir, auf folgende Qualitätskriterien zu achten:

- Die Lotion sollte immer frei von parfümiertem Öl sein.
- Die Lotion sollte mit Vitaminen ergänzt und dermatologisch getestet sein.
- Die Lotion sollte auch gut mit ätherischen Ölen mischbar sein.
- Die Lotion sollte einen pH-Wert von ca. 5,5 haben (= pH-Wert dermenschlichen Haut).

4.1.4 Massage-Cremes

Massageöle sind feste Zubehörteile einer Massagepraxis. Es ist jedoch auch möglich, diese durch Massagecremes beziehungsweise Massagelotionen zu ersetzen. Der Unterschied liegt darin, dass Lotionen in der Regel eine dickflüssigere Konsistenz aufweisen als Massageöle und zugleich dünnflüssiger als Massagecremes sind. Je nachdem, welches Produkt Du auswählst, kann es aber auch der Fall sein, dass sich Lotion und Creme sehr ähneln.

Für welche der drei Varianten Du Dich entscheidest, hängt in der Regel vor allem von Deinen persönlichen Vorlieben und der jeweiligen Massageart ab. Zudem besteht ebenfalls die Option, dass sich Deine Kunden beispielsweise ein bestimmtes Öl oder eine Lotion für ihre Massage wünschen.

Öle bieten im Allgemeinen eine sehr hohe Gleitfähigkeit der Hände beim Massieren, wobei Lotionen beziehungsweise Cremes sich ebenfalls hervorragend eignen. Als Nachteilig werden bei Massageölen in der Regel gemeinhin die „öligen Hände" empfunden, die jedoch auch schnell wieder gesäubert sind.

Am besten ist es sicherlich, wenn Du vorab ausprobierst, bei welcher Massageart Du Öl, Lotion oder Creme bevorzugst.

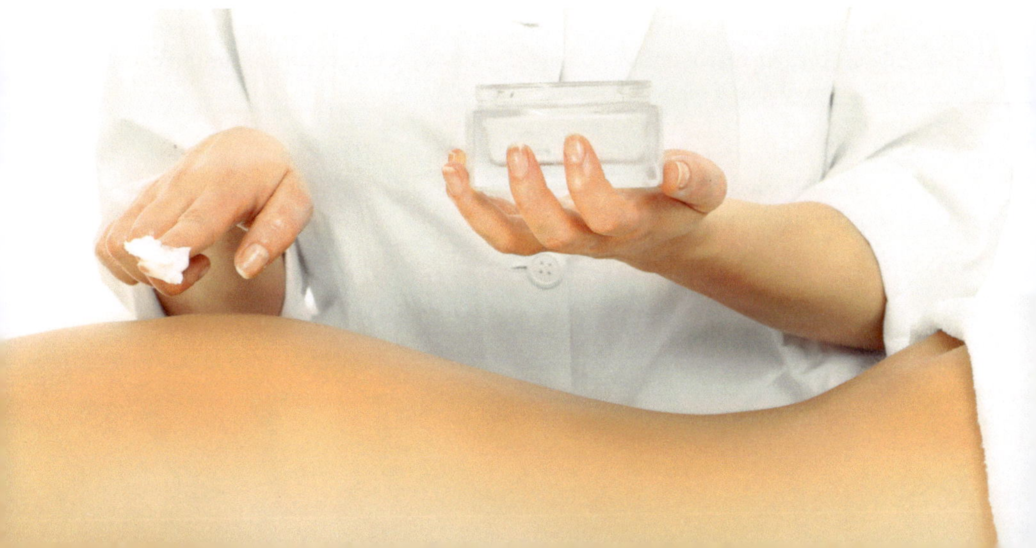

4.1.5 Zubereitung eigener Massage-Cremes und Massage-Öle

4.1.5.1 Worauf muss bei der Herstellung geachtet werden?

Massageöle und -cremes kannst Du nicht nur käuflich erwerben, sondern ebenfalls selbst herstellen. Vor allem als Geschenk, für den Hausgebrauch oder als zusätzliches Angebot in Deiner Wellnessmassage-Praxis bietet sich die Herstellung an. Dennoch sollten sich in Deiner Praxis immer auch verschiedene, gekaufte Massageöle, -cremes und -lotionen befinden, da diese einerseits eine längere Haltbarkeit aufweisen und andererseits von den meisten Menschen gut vertragen werden. Etwaige individuelle Allergien und Unverträglichkeiten müssen jedoch bei erworbenen sowie bei selbst hergestellten Produkten stets beachtet werden.

Bei der eigenen Herstellung gilt generell, dass eine sehr gute Hygiene unabdingbar ist. So ziehst Du hierfür am besten Einmal-Handschuhe an und nutzt lediglich absolut saubere Behälter. Die einzelnen Bestandteile, die zur Herstellung, benötigt werden, weisen am besten eine sehr hohe Qualität auf.

Zur Herstellung eines hochwertigen Massageöls wird, wie die Bezeichnung bereits andeutet, zunächst ein bestimmtes Öl als Basis benötigt. Hier hast Du die Wahl zwischen den unterschiedlichsten Produkten. Für den allgemeinen Hausgebrauch wird zum Beispiel gern auf Sonnenblumenöl zurück gegriffen, da es nicht nur fast überall erhältlich, sondern ebenfalls sehr preiswert ist. Allerdings gehört Sonnenblumenöl zu den sogenannten „Schnellranzern", wodurch die Haltbarkeit eingeschränkt ist. Zudem muss darauf geachtet werden, dass das Öl generell licht- sowie luftgeschützt aufbewahrt wird, was nicht immer leicht umsetzen ist. Wenn Du Dich für Sonnenblumenöl als Grundlage für ein Massageöl entscheidest, dann achte am besten immer darauf, lediglich eine kleine Menge anzurühren und diese anschließend schnell zu verbrauchen.

Es muss jedoch nicht unbedingt Sonnenblumenöl sein, denn im Allgemeinen eignen sich sämtliche Öle als Basis, die sich schnell auf der Haut ausbreiten und langsam einziehen.

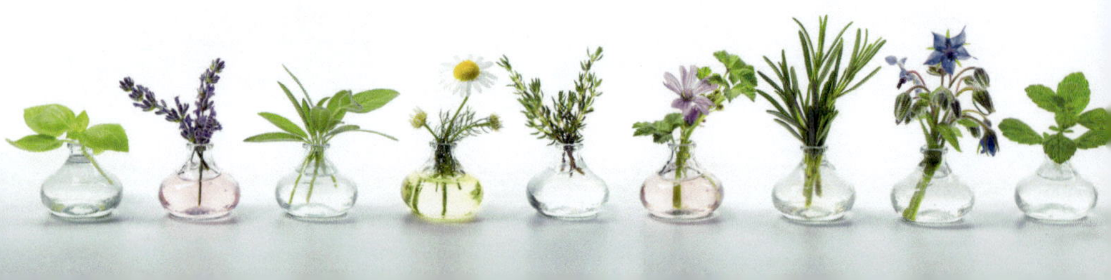

4.1.5.2 Rezepte

Zu den beliebten Basisölen, zählen beispielsweise:

- Mandelöl (verträglich, mild, wirkt entzündungshemmend, auch bei empfindlicher Haut)
- Olivenöl (auch bei trockener und empfindlicher Haut)
- Sesamöl (auch bei trockener Haut)
- Sonnenblumenöl (gut verträglich, mild, auch bei fettiger Haut)

Wenn Du Dich für ein Basisöl entschieden hast, geht es an die Auswahl der ätherischen Öle. Diese ist davon abhängig, welche Wirkung Du mit der Massage erzielen möchtest. Vor einem Kauf ist es somit immer ratsam, dass Du Dich gut über die jeweiligen Wirkung erkundigst.

Als Beispiel bieten sich unter anderem die folgenden Mischungen an:

Bei einer Massage gegen verspannte Muskeln:

- Circa 50 Mililiter Sesamöl
- 3 Tropfen Kamillenöl (ätherisch)
- 4 Tropfen Lavendelöl (ätherisch)
- 3 Tropfen Majoranöl (ätherisch)
- 2 Tropfen Jasminöl (ätherisch)

Für eine herrlich entspannende Massage:

- Circa 80 Mililieter Sesamöl
- 2 Tropfen Jasminöl (ätherisch)
- 5 Tropfen Lavendelöl (ätherisch)
- 5 Tropfen Melissenöl (ätherisch)

Bei einer Anti-Stress-Massage:

- Circa 100 Mililiter Avocadoöl
- 1 Tropfen Pfefferminzöl (ätherisch)
- 1 Tropfen Lavandinöl (ätherisch)

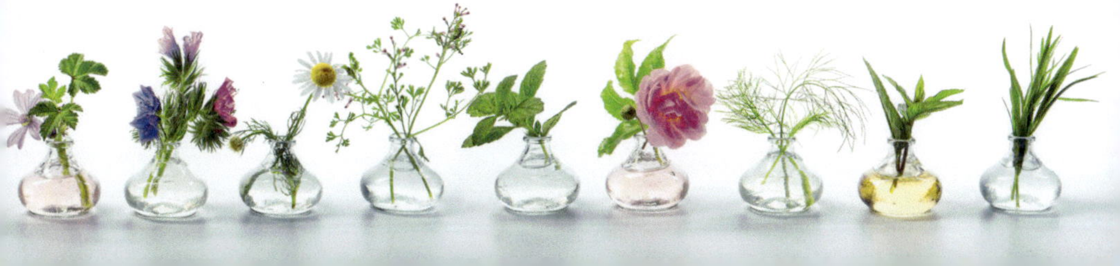

Für eine revitalisierende Massage:

- Etwa 100 Milliliter Mandelöl
- 1 Tropfen Latschenkieferöl (ätherisch)
- 1 Tropfen Grapefruitöl (ätherisch)
- 1 Tropfen Rosmarinöl (ätherisch)
- 1 Tropfen Zitronenöl (ätherisch)

Zur Herstellung einer duftenden Bodylotion benötigst Du beispielsweise:

- Etwa 100 Milliliter Kokosöl
- 2 Teelöffel Bienenwachs
- 5 Tropfen Lavendelöl (ätherisch)

1) Als erstes misst Du das Kokosöl ab und gibst es zusammen mit dem Bienenwachs in eine passende Schüssel. Das Ganze wird anschließend in einem Wasserbad langsam erwärmt.

2) Ist die Mischung vollständig geschmolzen, kannst Du die Schüssel aus dem Wasserbad herausnehmen.

3) Jetzt muss alles gründlich miteinander vermischt werden.

4) Sobald das geschehen ist, lässt Du die Schüssel samt Inhalt so lange stehen, bis sich alles etwas abgekühlt hat.

5) Anschließend folgt die Zugabe des Lavendelöls, dass sehr sorgfältig untergerührt werden sollte.

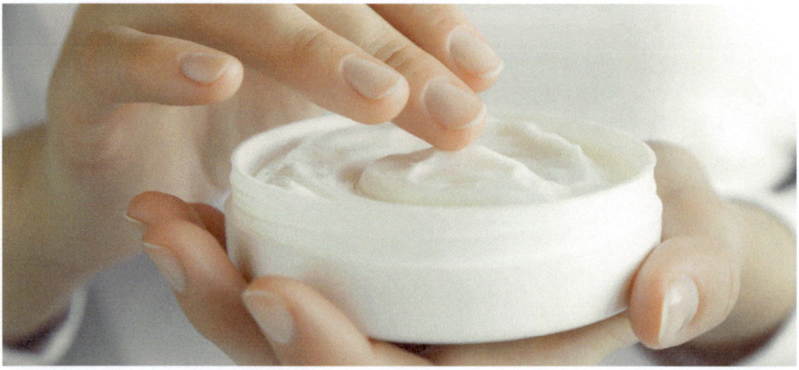

Hierbei handelt es sich um ein recht einfach gehaltenes Rezept, dass sich somit sehr gut umsetzen lässt. Allerdings ist hier keine lange Haltbarkeit gegeben, da dafür diverse Emulgatoren notwendig sind. Derartige Lotions und Cremes sind jedoch, was ihre Zutatenliste und Herstellung betrifft, oftmals sehr aufwendig, sodass hier gut überlegt werden sollte, ob dies vom Aufwand machbar ist.

4.1.5.3 Haltbarkeit und Lagerung

In der Regel sollten selbst hergestellte Massageöle, -cremes und -lotions vor Licht und Luft geschützt sowie trocken aufbewahrt werden. Zudem ist es am besten, wenn Du die Produkte aus Eigenherstellung immer so schnell wie möglich verwendest. Am besten überzeugst Du Dich vor jeder Nutzung, dass die Qualität während der Aufbewahrung nicht gelitten hat beziehungsweise dass das Produkt nicht etwa verdorben ist.

Achtung: Für die hier genannten Rezepte, Zutaten, Inhaltsstoffe und Hinweise kann keine Garantie übernommen werden. Vor Einsatz einer Massagelotion, -creme oder -öl ist es zudem immer ratsam, dass Du Dich rechtzeitig vorher erkundigst, ob Dein Kunde unter etwaigen Unverträglichkeiten oder Allergien leidet.

4.2 Massagen: beliebte Wellness-Anwendungen

4.2.1 Was sind Wellness-Massagen?

Entspannende Massagen wurden bereits von den alten Ägyptern, Persern und Chinesen angewandt. Selbst in diesen frühen Zeiten kam es bereits zum Einsatz herrlich duftender Kräuter, Aromen sowie Öle, wodurch die verschiedensten Sinne angesprochen werden sollten.

Die heutige Bezeichnung „Wellness-Massage" ist ein Oberbegriff, der verschiedene Massagearten vereint, die keinem therapeutischen Zweck dienen. Spezielle Massagetechniken sorgen beispielsweise dafür, dass die Durchblutung von Haut sowie Muskeln angeregt und so eine oftmals dringend benötigte Entspannung herbeigeführt wird.

Wellness-Massagen finden als Ganzkörpermassagen ebenso Anwendung, wie als Teilmassagen. Zu letzteren zählt unter anderem die Breuß-Massage sowie die Fußreflexzonenmassage. Dagegen werden etwa die Hot-Stone-Massage und die Baby-Massage gemeinhin am ganzen Körper durchgeführt.

Da die Auswahl an Wellnessmassagen immens groß ist, findet hier sicherlich jeder Entspannungssuchende geeignete Massagearten, die den persönlichen Wünschen entsprechen.

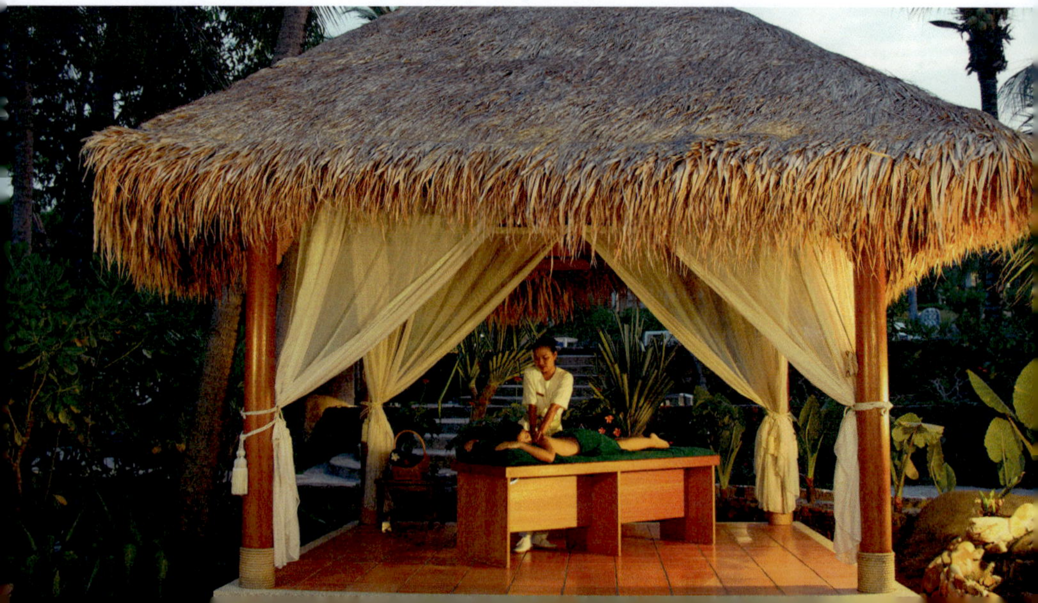

4.2.2 Wirkungsweisen von Wellness-Massagen

Wellnessmassagen wirken, je nach Massageart, auf unterschiedliche Weise. Gemeinsam ist ihnen jedoch, dass sie wunderbar entspannen und für eine herrliche Erholung sorgen. Vorhandene Muskelverspannungen werden beispielsweise mithilfe von sanften Massagegriffen gelöst und die Durchblutung angeregt. So spürt man im ganzen Körper ein herrliches Wohlgefühl, das ebenfalls Seele und Geist entspannt.

Der Einsatz von verschiedenen, wohlriechenden Aromen und Ölen verstärkt dies noch zusätzlich. Die entspannende Wirkung sorgt außerdem in vielen Fällen für eine bessere Schlafqualität und lindert zumeist auch Stress- sowie Unruhezustände.

Außerdem wirkt eine Wellnessmassage entschlackend: So finden hier Entgiftungsprozesse statt, wodurch schädliche Substanzen aus dem Körper gelangen sowie neue, wichtige aufgenommen werden können und es dem Organismus möglich ist, sich selbst zu reinigen und wieder in ein angenehmes Gleichgewicht zu gelangen.

Im Anschluss an eine Wellness-Massage empfehlen wir Dir eine Nachruhe von etwa 30 Minuten, wodurch die Massage ihre volle Wirkungsweise entfalten kann.

4.2.3 Prävention: Massagen als vorbeugende Maßnahme

Wellness-Massagen dienen jedoch nicht „nur“ der Entspannung und Erholung, sondern können ebenfalls zu präventiven Zwecken genossen werden.

So sind Ruhe und Entspannung zwar natürliche Zustände des Lebens, allerdings gehen diese Phasen oftmals aufgrund von unterschiedlichen, hohen Alltagsbelastungen unter. Mithilfe von regelmäßigen Wellnessmassagen ist es jedoch möglich, hier effektiv entgegen zu arbeiten, um so beispielsweise Migräne, Infektanfälligkeit, Schmerzzuständen und Gereiztheit vorzubeugen.

Wenn Du beispielsweise jeden Tag viele Stunden im Büro am Computer arbeitest, kann dies zu schmerzhaften Verspannungen und Kopfschmerzen führen.

Bevor sich solche und ähnliche Beschwerden in ernstzunehmende, gesundheitliche Probleme ausweiten, tragen Wellness-Massagen, zur Prävention angewendet, dazu bei, dass es oftmals erst gar nicht so weit kommen muss. Doch auch für körperlich schwer arbeitende Menschen bieten sich Wellness-Massagen auf ideale Weise an: Bevor sich hier etwa Verkrampfungen manifestieren oder überbelastete Gelenke „streiken“, lockern Wellness-Massagen beispielsweise die betreffenden Körperregionen auf und sorgen so unter anderem für mehr Beweglichkeit und eine angenehme Erholung.

Durch Präventionsmaßnahmen ist es somit zumeist möglich, starken Beschwerden, die zu weiteren Problemen führen können, effektiv vorzubeugen.

4.3 Die professionelle Wellness-Massage

Der Schwerpunkt dieses Kapitels zeigt Dir detailliert auf, wie Du eine Massage professionell vorbereiten und Deinen Kunden anschließend fachgerecht lagern kannst, um die Massage so entspannend wie möglich zu gestalten. Dabei wird auch darauf Wert gelegt, dass Du Dich als Anwender selbst wohl fühlst und bei den Massagen eine physiologische Haltung einnehmen kannst. Einige Massageformen wie z. B. die Shiatsu-Massage (vor allem fernöstliche Techniken) haben gesonderte Lagerungsformen, die nicht Bestandteil dieser Anleitung sind.

4.3.1 Der Massageraum

Dein Kunde möchte von Dir massiert werden, weil Du einerseits über sehr gute Massagetechniken verfügst, andererseits aber auch ein optimales Ambiente zum Entspannen bietest. Damit Du den Vorstellungen des Kunden gerecht wirst, achte bitte immer auf die folgenden Vorkehrungen, welche die Durchführung der Massage professionell unterstützen:

a) Auf perfekte Raumtemperatur achten
= ca. 28 °C im Massageraum,
Decken/Laken sind zur Hand zwecks Temperaturregulierung

b) Lichtverhältnisse erkennen und beeinflussen
= evtl. „Dimmfunktion“,
freundliches, warmes Licht, Kerzen – wichtig: kein Neonlicht

c) Hygienische Faktoren in der Praxis
= saubere Praxisräume, kein Staub, Einmalhandtücher, Kosmetiktücher

d) Schallsituation abklären
= vermeiden von Räumlichkeiten mit Straßenlärm, Bauarbeiten etc.

e) Lüftungssituation regeln
= Frischluft vor/nach der Massage, keine Ventilatoren/Klimaanlagen während der Massage

f) Störfaktoren eliminieren
= Handy, Telefon, Fernseher, Radio, Monitore etc. müssen stets ausgeschaltet sein

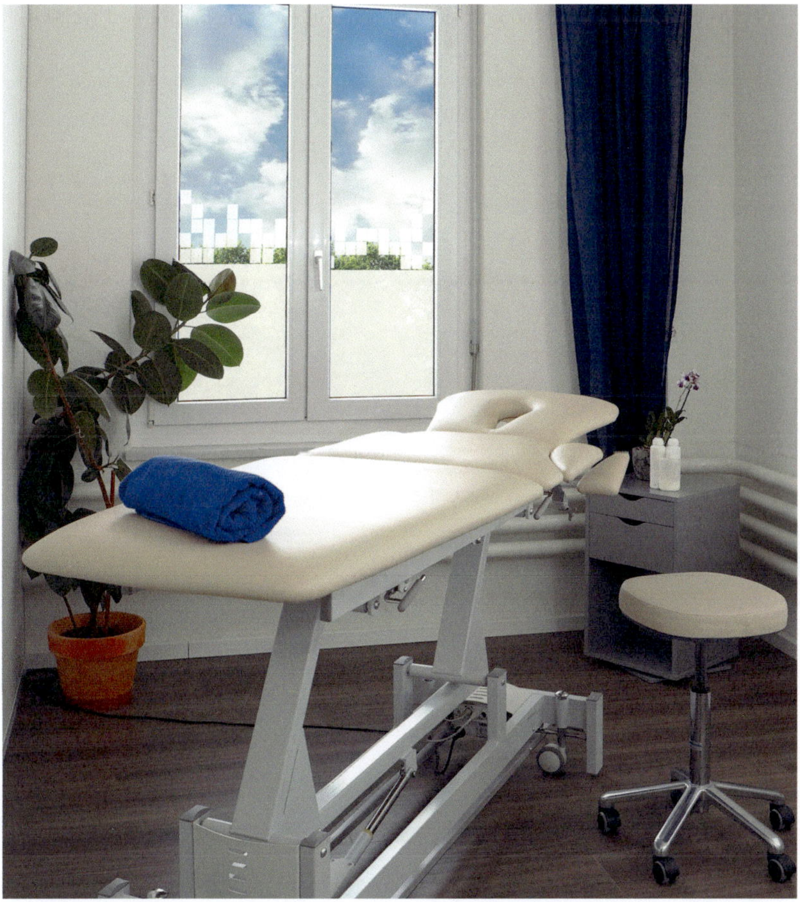

4.3.2 Wünsche des Kunden

Alle Kunden sind gleich – bist Du auch dieser Meinung? Nein, natürlich stimmt diese Aussage nicht, denn jeder Mensch hat von einer Wellness-Massage eigene Vorstellungen und möchte, dass die Massage möglichst genau seinen Bedürfnissen entspricht. Es ist daher sinnvoll, die Bedürfnisse und Wünsche eines Kunden, wenn möglich direkt vor der Massage zu erfragen und/oder nach der ersten Massage schriftlich für Deine „Akten" festzuhalten – denn nur so kannst Du Deinen Kunden auch bei der nächsten Massage eine optimale und vor allem gleichbleibende Qualität bieten. Aber welche Bedürfnisse und Extrawünsche könnten das sein? Wonach sollte man fragen? Frage beispielsweise...

- welche Muskelbereiche vorrangig bei der Massage bearbeitet werden sollen
- ob eher viel oder wenig Druck/Kraft bei der Massage gewünscht wird
- ob und welche Entspannungsmusik er/sie mag
- wie die Füße und der Kopf gelagert werden sollen usw.

Bedenke immer: Nur, wenn der Kunde sich als König fühlt, wird er Dich auch königlich entlohnen!

4.3.3 Achte auf Dich selbst

„Du" selbst – Wichtig für die Massage ist das eigene Wohlbefinden:

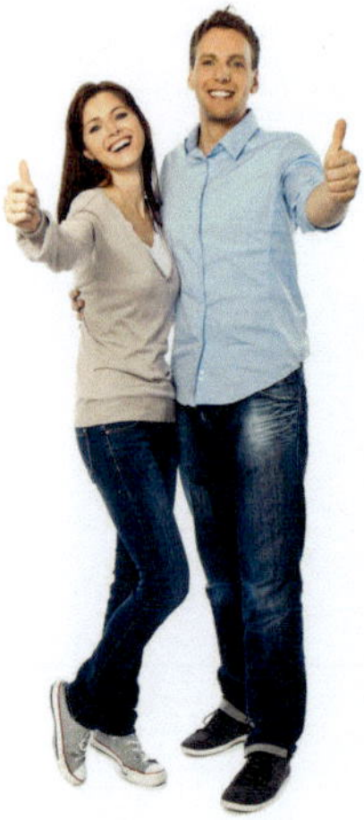

„Nur, wenn es mir selbst gut geht, kann ich für andere Menschen da sein und vorbeugend arbeiten."

Nur, wenn Du selbst entspannt, ruhig und gelöst bist, kannst Du diese Stimmung auch auf Deine Kunden übertragen. Zusätzlich solltest Du darauf achten, das eigene Auftreten und Aussehen ebenfalls dem Ambiente anzupassen (gediegene Kleidung, kurze Fingernägel, nur dezenter Schmuck).

Und, vergiss nie (ich wiederhole mich):
„Der Kunde ist König!"

4.3.4 Massage-Aufbau

Der Beginn einer Massage sollte immer diesen Ablauf bzw. Aufbau haben, damit alles harmonisch und professionell auf den Kunden wirkt:

Initiale Kontaktaufnahme zum Kunden:

- Behutsam, einfühlsam agieren
- Entspannte, warme Hände

Ablauf der Massage:

- Einleitung: Streichungen zur Verteilung des Gleitmittels, Erwärmung des Gewebes
- Hauptteil: Knetungen/Zirkelungen (Tiefenwirkung am Muskel)
- Schlussteil: Streichungen

4.3.5 Massagedauer

Die Dauer der Massage richtet sich nach der gewählten Form. Du solltest bereits im Vorfeld eine Dauer festlegen. Eine Rückenmassage sollte mindestens 30 Minuten, eine Ganzkörpermassage mindestens 60 Minuten dauern.

4.3.6 Regeln für die Massage

Du solltest bei jeder Massage die nachfolgenden, allgemeinen Regeln beachten, denn diese sorgen dafür, dass es Dir und Deinem Kunden zu jederzeit gut geht:

- Systemaufbau der Massage, eigener Fahrplan und Ablauf, eigene Handschrift
- Intensitätsreihenfolge beachten: Erst streichen, dann kneten, zuletzt zirkeln
- Immer eine Hand am Kunden behalten
- Rechte Kundenseite vor linker Seite massieren
- Immer „herzfern" beginnen bei der Massage
- Immer „zum Herzen hin" arbeiten
- Keine Knochen massieren
- Keinen Schmerz verursachen

- Kunden über Erstverschlimmerung aufklären
- Standseite: Extremitäten massieren = auf gleicher Körperseite stehen
- Standseite: Rücken massieren = auf gegenüberliegender Seite stehen
- Kleidung des Kunden schützen (kein Öl/Lotion darf darauf kommen)

Brisante Stellen:

Brisante Stellen am Körper des Kunden musst Du in jeder Massage meiden, denn sie können einerseits schmerzen, andererseits auch die Intimsphäre verletzen.

Hinweis: Hierbei handelt es sich nicht um Kontraindikationen!

- Knochen, Wirbelsäule, Kehlkopf
- Brustdrüsen
- Muttermale (angeborene/spätere, scharf umschriebene Hautfehlbildungen)
- Geschlechtsorgane
- Warzen (gutartige Epithelwucherungen)
- Leberflecke (runde oder ovale braune Flecken der Haut)
- Lipome (gutartige, langsam wachsende Fettgewebeneubildung)
- Myome (gutartiger Tumor, der aus Muskelzellen besteht)
- Achselhöhle, Leistenbeuge

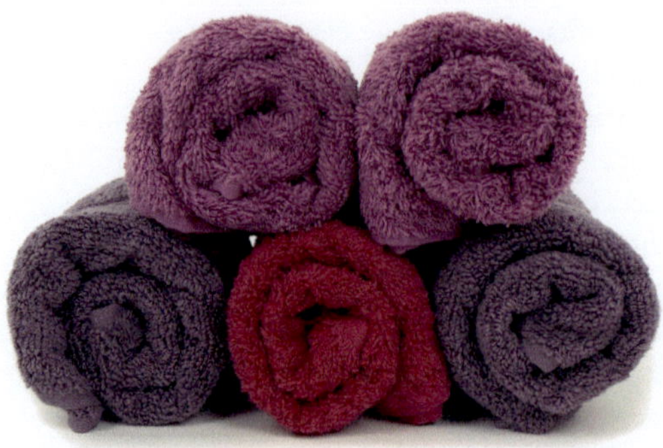

4.4 Optimale Lagerung des Kunden

Dein Kunde kann nur dann gut entspannen, wenn er von Dir optimal auf der Massagebank gelagert wird. Auf dem Massagestuhl (On-Site-Massage) ist die ergonomische Lagerung bereits durch die innovative Stuhlform vorgegeben, auf der Massagebank jedoch nicht. Wir zeigen Dir daher in den folgenden Textabschnitten auf, wie Du eine bequeme Lagerung Deines Kunden schnell und unkompliziert herstellen kannst. Das kannst Du ebenfalls in den Videos sehen.

4.4.1 Lagerung in Bauchlage

a) Lagerung des Kopfes
Der Kopf des Kunden sollte in einem spezuiellen Kopfteil gelagert werden. Dieses Kopfteil der Massagebank sollte über eine vertikale Verstellmöglichkeit verfügen. Achte bitte vor dem Kauf einer Massagebank auf diese Funktion! Mit Hilfe der Verstellmöglichkeit kann die Neigung des Kopfteils nach oben oder unten justiert werden. Liegt der Kunde in Bauchlage, ist eine „negative“ Neigung (d. h. nach unten) in einem Winkel von ca. 10–15 Grad hervorragend geeignet, um die Halswirbelsäule zu entlasten.

In der Mitte eines hochwertigen Kopfteils sollte sich immer ein ausreichend großer „Nasenschlitz“ befinden, der dem Kunden in Bauchlage eine freie Atmung ermöglicht. Das Kopfteil sollte aus hygienischen Gründen immer mit einem Einmalnasenschlitztuch bedeckt werden.

b) Lagerung der Arme
In Bauchlage hat Dein Kunde generell zwei Möglichkeiten, seine Arme auf der Massagebank abzulegen:

- mit Armschlaufe: Diese Schlaufe ist unterhalb des Kopfteils der Massagebank befestigt und ermöglicht dem Kunden in Bauchlage die herabhängenden Arme bequem abzulegen. Das Ablegen der Arme führt zu einer entspannten Armhaltung und wird überwiegend als sehr angenehm empfunden. Achte bitte beim Kauf eines Kopfteils darauf, dass eine Armschlaufe dabei ist oder bestelle diese gleich mit, um Deinen Kunden diese Möglichkeit der Armablage anbieten zu können.

- mit Armparallellage: Hierbei kann der Kunde die Arme in Bauchlage direkt flach neben dem Körper (entlang der Köperseiten) ablegen. Die Armparallellage wird etwas seltener von Kunden gewählt, weil sie nicht immer als entspannend empfunden wird. Für Dich hat diese Lagerung jedoch den großen Vorteil, dass sich die Schulter-Nacken-Muskulatur und Schulterblätter des Kunden durch die seitlich befindlichen Arme etwas anheben. Einige Massagegriffe lassen sich so nämlich deutlich einfacher und exakter durchführen. Zudem ist es leichter in tiefere Muskelschichten vorzudringen.

c) Bauchunterlage und Lagerung der Beine

Um Deine Kunden bequem und ergonomisch-natürlich zu lagern, gibt es mit Kissen und Rollen weitere Lagerungshilfsmittel.

- Bauchunterlagerung: Zum Ausgleich der Krümmung der Lendenwirbelsäule (Lordose) kannst Du ein Kissen in Höhe der Darmbeinstacheln unter den Bauch des Kunden legen. Das Kissen sollte eine Dicke/Höhe von ca. ein bis fünf Zentimeter aufweisen.

- Fußrolle: Liegt der Kunde in Bauchlage auf der Massagebank, so hat er das Problem, dass seine Füße nicht in natürlicher Weise auf der Bank aufliegen können, denn die Füße drehen sich automatisch nach außen, was zu einem unangenehmen Gefühl führen kann. Abhilfe schafft die so genannte „Fußrolle", die am Ende der Unterschenkel des Kunden (auf Knöchelhöhe) dafür verwendet wird, die Spannbereiche und Fußgelenke zu entlasten. Im Optimalfall besitzt die Fußrolle eine Länge von 50 bis 70 cm und hat einen Durchmesser von etwa 15 cm, damit die Füße des Kunden optimal unterlagert und zudem frei beweglich sind.

d) Bedecken des Kunden

Eine Entspannungsmassage ist erst dann richtig perfekt, wenn Dein Kunde das wichtigste Entspannungselement spüren kann: Wärme!

- mit Decke: Die Basis für ein warmes und angenehmes Klima bildet eine große Massagedecke (auch: Sauna- oder Fangodecke), welche die erste Auflageschicht auf der Massagebank darstellt. Diese Decke kann im physiotherapeutischen Fachhandel bestellt werden und sollte aus dickem Material bestehen. Die Länge der Decke bemisst im Regelfall 180 bis 200 cm bei einer Breite von mindestens 80 bis 120 cm, um auch körperlich größere Kunden komplett wärmen zu können. Generell gilt: Je länger und breiter die Decke, desto besser.

- mit Laken: Die große Massagedecke (siehe Abschnitt zuvor) bekommt nun eine zusätzliche Auflage durch ein dünnes Laken. Hervorragend eignet sich hierfür ein herkömmliches, weißes Bettlaken (kein Spannbettlaken!), das optisch sauber und edel auf den Kunden wirkt. Der Kunde legt sich nun auf beide „Deckenschichten", wird dann zuerst in das Laken warm eingepackt und anschließend mit der dicken Massagedecke, die ja noch unter dem Laken liegt, zusätzlich eingewickelt – so entsteht ein Gefühl der Wärme und Geborgenheit.

- mit Handtüchern: Diverse Handtücher unterschiedlicher Größe solltest Du immer parat haben, um auch spezielle Bedürfnisse des Kunden hinsichtlich Lagerung und Abdeckung jederzeit nachkommen zu können.

4.4.2 Lagerung in Rückenlage

a) Lagerung des Kopfes

In Rückenlage lagerst Du den Kopf Deines Kunden direkt auf der Bank und unterlagerst die Halswirbelsäule mit einem kleinen Kissen. So wird die Krümmung der Halswirbelsäule (Lordose) gut unterlagert und der Kopf sowie die Halsmuskulatur können entspannt liegen.

b) Lagerung der Arme

Die Arme werden parallel und entspannt neben dem Körper abgelegt.

c) Lagerung der Beine

Um die Bauchmuskulatur optimal zu entspannen und Lendenwirbelsäule auszugleichen lagerst Du Deinen Kunden am besten in Stufenlagerung. Dafür sollen die Oberschenkel im 45°-Winkel und die Unterschenkel parallel zur Bank gelagert werden. Hierfür kannst Du verschiedene Lagerungsmaterialien verwenden: z. B. einen Hochlagerungskeil, eine Vollrolle oder auch einfach einen Stapel Decken.

d) Bedecken des Kunden

Entsprechend der genannten Möglichkeiten der Abdeckung Deines Kunden in Bauchlage, kannst Du hier die gleichen Utensilien nutzen.

4.5 Massagegriffe der Wellness-Massage

Du willst endlich die allgemeinen Massagegriffe kennen lernen? Das sollst Du! Denn der Schwerpunkt dieses Kapitels bietet Dir eine gute Übersicht über die wichtigsten Wellness-Massagetechniken (Griffgruppen).

4.5.1 Streichung/Effleurage

Die Streichung/Effleurage (Effleurage von frz. Effleurer = „flüchtig berühren") gehört zu den angenehmsten Handgriffen der Massage. Sie wird vor allem am Anfang der Massage zum Verteilen des Öls bzw. der Lotion eingesetzt, zusätzlich gewöhnt sich durch die Streichung die Haut des Kunden besonders gut an die Hand des Therapeuten.

Während der Massagebehandlung dient die Streichung auch als Erholungspause zwischen stärkeren Griffen oder als „Lückenfüller", um danach langsam einen neuen Körper- bzw. Muskelbereich anzusteuern.

Zum Abschluss der Massage wird die Streichung häufig zur Entspannung der durchgewalkten, gestressten Muskulatur eingesetzt und sorgt so für eine gleichmäßige Durchblutung der Muskelregionen und auch zur Entspannung des Kunden, der die sanften, wohltuenden Griffe noch einmal genießen kann.

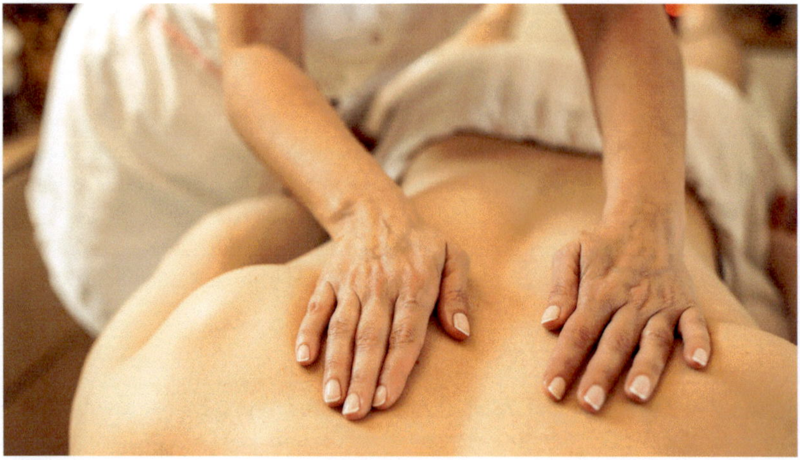

4.5.2 Knetung/Petrissage

Bei der Knetung/Petrissage (Petrissage von frz. Pétrir = „durchkneten") werden Haut und Muskulatur entweder zwischen Daumen, Zeige- und Mittelfinger oder mit der ganzen Hand (oder auch beiden Händen bei der so genannten beidhändigen Knetung) gefasst und geknetet bzw. durchgewalkt. Die Wirkung auf die Muskulatur wird bei der Knetung direkt von den Händen des Praktikers erzeugt, wobei es kein „Kneifen" sein darf.

Knetungen werden vor allem verwendet, um Verspannungen zu lösen. Sie wirken auf die Muskulatur und das Unterhaut- und Fasziengewebe, verbessern die Durchblutung und sorgen für eine intensive Erwärmung innerhalb oberer und mittlerer Muskelschichten.

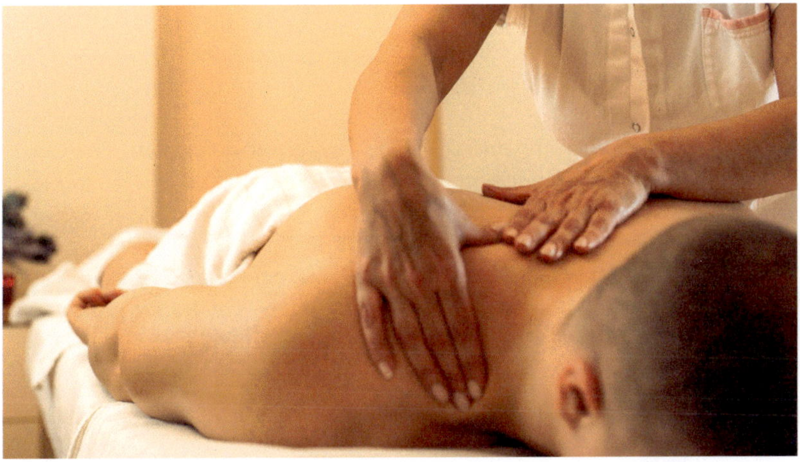

4.5.3 Zirkelung/Friktion

Die Zirkelung (Reibung)/Friktion (von frz. Friction = „Reibung") kann entweder mit dem Handballen oder einzelnen Fingern durchgeführt werden. Dabei führen die Fingerspitzen oder die Handballen kleine, kreisende Bewegungen auf dem Muskel aus.

Friktionen können sehr effektiv bei Verspannungen/Verhärtungen der Muskulatur eingesetzt werden. Dies muss jedoch vom Behandler stets vorsichtig und immer kundenspezifisch und individuell erfolgen, da die Anwendung intensiv und teilweise auch schmerzhaft sein kann. Grund hierfür ist, dass Zirkelungen von allen Griffen mit am tiefsten in das Muskelgewebe eindringen.

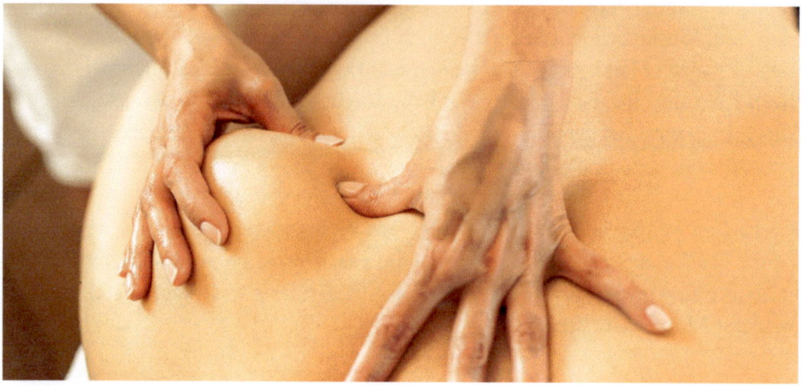

4.5.4 Klopfung/Tapotement

Die Klopfung/Tapotement (von frz. Tapoter = „gegen etwas klopfen; tätscheln") ist eine mit der lockeren Faust sanft geschlagene Massagetechnik, die meist beidhändig und wechselseitig zum Einsatz kommt.

Sie kann auch mit der Handkante („Hackung") oder der hohlen Hand („Klatschung") ausgeführt werden – alle drei Varianten werden als so genannte „Paradegriffe" zusammengefasst. Wirkungen: Durchblutungsförderung, Veränderung der Muskelspannung. Wird die Klopfung auf Lungenhöhe ausgeführt, so verbessert dies die Schleimlösung in der Lunge.

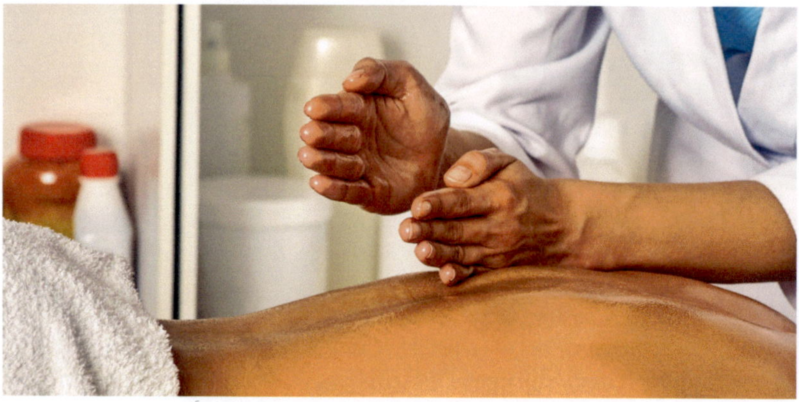

4.5.5 Erschütterung/Vibration

Die Erschütterung/Vibration (von frz. Vibration = „Schwingung; Zittern") wird vom Praktiker durch die Technik des Muskelzitterns erzeugt. Dabei legt man die Fingerspitzen oder die flache Hand auf den ausgewählten Körperbereich und erzeugt durch Anspannung eine feine, sehr schnelle Zitterbewegung. Optimal ausgeführt kann die Wirkung so bis in tiefer gelegene Gewebe und Organe reichen.

Vibrationen wirken lockernd und haben daher unter anderem eine krampflösende, entspannende Wirkung.

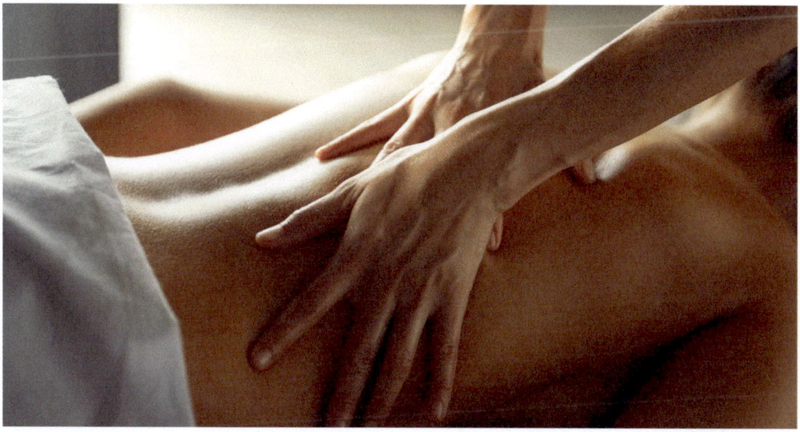

5. Massageformen & Hintergründe

Das fünfte Kapitel Deines Heimstudiums befasst sich mit der Vorstellung einiger wichtiger Massageformen, die Du unbedingt kennen solltest. Mit diesen international bekannten und anerkannten Massageformen kannst Du überall auf der Welt arbeiten und fundierte präventive Dienstleitungen erbringen.

Die nachfolgenden Abschnitte verschaffen Dir daher schon einmal einen guten ersten Überblick zu jeder Massageform – selbstverständlich kannst Du aber noch mehr in Fachbüchern und im Internet dazu recherchieren, die Basics lernst Du jedoch hier, in knapper, aber spannender Art und Weise.

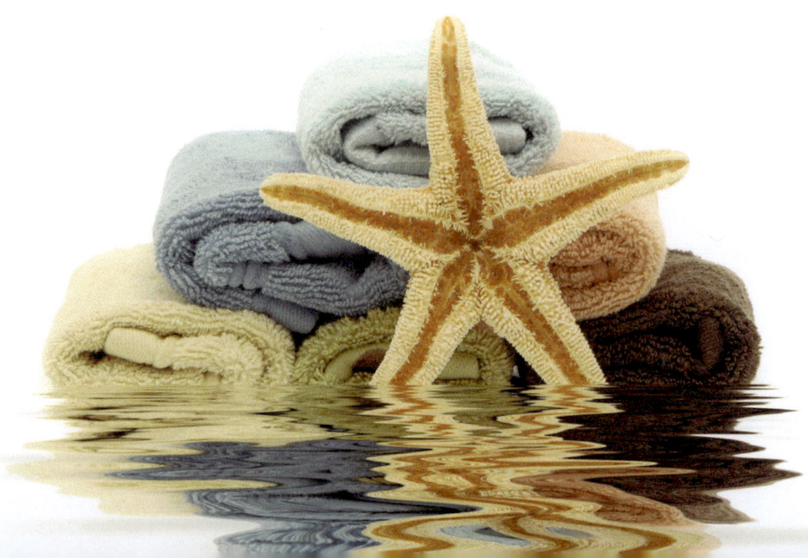

5.1 Klassische Ganzkörpermassage

Eine Massage ist ganz allgemein gesagt eine Anwendung der Therapie und zugleich auch Wellnessanwendung, die mit ganz unterschiedlichen Methoden die Haut und die darunterliegende Muskulatur beeinflusst. Dabei werden manuell oder mit unterschiedlichen Hilfsmaterialien verschiedene Reize durch Druck, Dehnung oder Zug ausgeübt. Die Klassische Massage ist gut und relativ schnell erlernbar, wenn man Spaß und Freude am Massieren hat.

5.1.1 Die Geschichte der Klassischen Massage

Massagetechniken werden schon seit dem Altertum verwendet, um verspannte Muskeln zu lockern. Menschen, die sich regelmäßig massieren lassen, neigen weniger zur Ausbildung von schmerzhaften Verspannungen und verkrampften Muskeln. Deshalb wurde bereits in den Anfängen der Entwicklung von Massagetechniken ein Angebot an gesunde Menschen gemacht, sich nach einem Bad massieren zu lassen, um damit die Muskeln zu lockern, die Durchblutung anzuregen und einen besonderen Wohlfühleffekt zu erzielen.

Massagen tun gut und haben einen ausgeprägten Wellnesscharakter. Zusätzlich haben Massagen jedoch auch das Potenzial, Schmerzen zu lindern und eine muskuläre und psychische Entspannung zu bewirken. Jeder Mensch hat einen „eingebauten" Reflex, schmerzende Körperareale selbst zu berühren und zu massieren - mitunter genügt schon diese Selbstbehandlung, um die Schmerzen zu lindern.

Woher der Begriff „Massage" ursprünglich genau kommt, kann nur vermutet werden. Interessant ist, dass es sowohl im Lateinischen als auch in der arabischen Sprache das Wort „massa" gibt, welches sinngemäß mit „berühren, kneten oder betasten" übersetzt werden kann. In der französischen Sprache entspricht „masser" unserem Begriff „massieren".

Historische Aufzeichnungen berichten, dass der griechische Arzt Hippokrates die Massage zuerst erwähnt hat. Später wurde berichtet, dass die römischen Gladiatoren nach dem harten Training und einem erfolgreichen Kampf durch Massagen wieder fit gemacht wurden. Ab dem 16. Jahrhundert gibt es Berichte, wonach die Ärzte Massagen bei Krankheiten und nach Verletzungen verordneten.

Die manuelle Therapie der Massage erlebte in der sogenannten „Schwedischen Epoche" eine gezielte Weiterentwicklung. Pehr Henrik Ling (1776-1839) gilt als Begründer der „Klassischen Massage", die auf der Basis seines Konzeptes weiterentwickelt und noch heute angewandt wird.

5.1.2 Welche Wirkungen hat die Klassische Massage?

Die Wirkungen der Klassischen Massage dürfen nicht unterschätzt werden. Neben der Steigerung der Durchblutung in den behandelten Arealen kann eine fachgerecht ausgeführte Klassische Massage...

- die Lymph- und Venenbereiche entstauen
- den Muskeltonus regulieren
- einen Muskelhartspann auflösen
- akute und chronische Schmerzen lindern und sogar
- die Funktion von inneren Organen verbessern.

Die Klassische Massage hat eine stark entspannende Wirkung auf die Psyche und das Vegetativum. Außerdem können Gewebeverklebungen und Narben gelöst werden.

Je nach Wellnesswunsch des Kunden werden entweder Ganzkörper- oder Teilmassagen ausgeführt. Teilmassagen können sich beispielsweise nur auf den Rücken, die Schultern oder die Beine beziehen. Auch Hand- und Fußmassagen gehören zur Klassischen Massage.

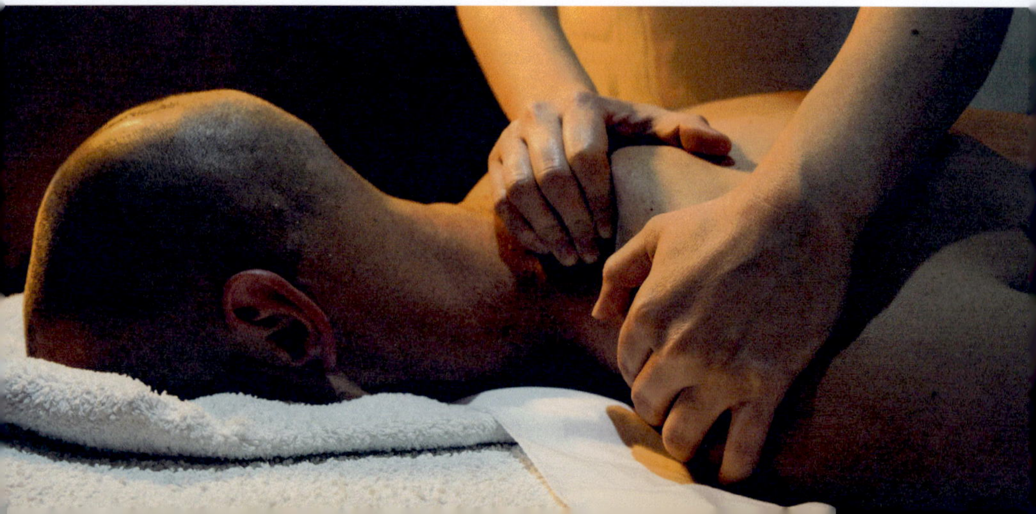

5.1.3 Wann ist die Klassische Massage besonders hilfreich?

Neben den reinen Wohlfühl- und Vitalisierungsanwendungen (Wellness) können durch die Klassische Massage auch zahlreiche Krankheitsbilder positiv beeinflusst werden. Dazu gehören

- eine Vielzahl von Erkrankungen des Bewegungsapparates wie Gelenkarthrosen, Probleme mit der Wirbelsäule, Erkrankungen des rheumatischen Formenkreises sowie die Behebung von Unfall- und Verletzungsfolgen
- Erkrankungen der Haut und des Bindegewebes
- Erkrankungen der inneren Organe
- Erkrankungen des Nervensystems
- Körperwahrnehmungsstörungen und
- die Folgen von Stress und allgemeiner Überlastung

5.1.4 Kontraindikationen für die Klassische Massage

Es gibt einige Krankheitsbilder, bei denen keine Massagetechniken angewandt werden dürfen, da sonst bei dem behandelten Kunden eine Verschlechterung des Zustandes eintreten kann. Wichtige Kontraindikationen sind z. B. Haut- und Muskelentzündungen, eine schwere Ausprägung von Arteriosklerose, Thrombosen und Tumore, erhöhte Körpertemperatur (Fieber), Kreislaufprobleme und ein schlechter Allgemeinzustand.

5.1.5 Wie wird die Klassische Massage durchgeführt?

Die richtige Dosierung der Intensität der manuellen Behandlung ist ein wichtiger Punkt, den angehende Massage-Profis zu beurteilen lernen. Wichtig ist, die Intensität so zu steuern, dass ein relevanter Wellness- oder Behandlungserfolg erzielt werden kann. Essentiell ist jedoch auch, auf die Empfindungen des Kunden einzugehen und sie zu berücksichtigen, um keine Unverträglichkeitsreaktionen auszulösen.

Eine Klassische Massage dauert in den meisten Fällen zwischen 60 Minuten. Sie wird im Liegen durchgeführt. Optimal ist es, eine Abfolge von mehreren Massagen im Abstand von wenigen Tagen durchzuführen, um den gewünschten Effekt und Erfolg umfassend erzielen zu können. Meist handelt es sich um Serien von sechs oder zwölf Terminen, an denen massiert wird.

Eine Massagebehandlung besteht aus mehreren Teilbereichen. Zunächst werden die zu behandelnden Areale mit der Hand ausgestrichen, um die Haut aufzuwärmen und den Kunden auf die manuelle Berührung einzustimmen. Danach erfolgt die eigentliche Klassische Massage. Dem Masseur stehen mehrere Grifftechniken zur Verfügung, die ganz gezielt entsprechend dem Wunsch des Kunden ausgewählt werden. Alle Techniken am Kunden werden bei der Klassischen Massage mit den Händen durchgeführt. Dabei wird nur wenig Öl verwendet, um ein „Ausrutschen“ der Hände zu vermeiden und eine entsprechende Grifftiefe zu ermöglichen. Die klassischen Grifftechniken bestehen aus

- Streichungen
- Knetungen
- Zirkelungen
- Vibrationen
- Schüttelungen und
- speziellen Hautreizgriffen

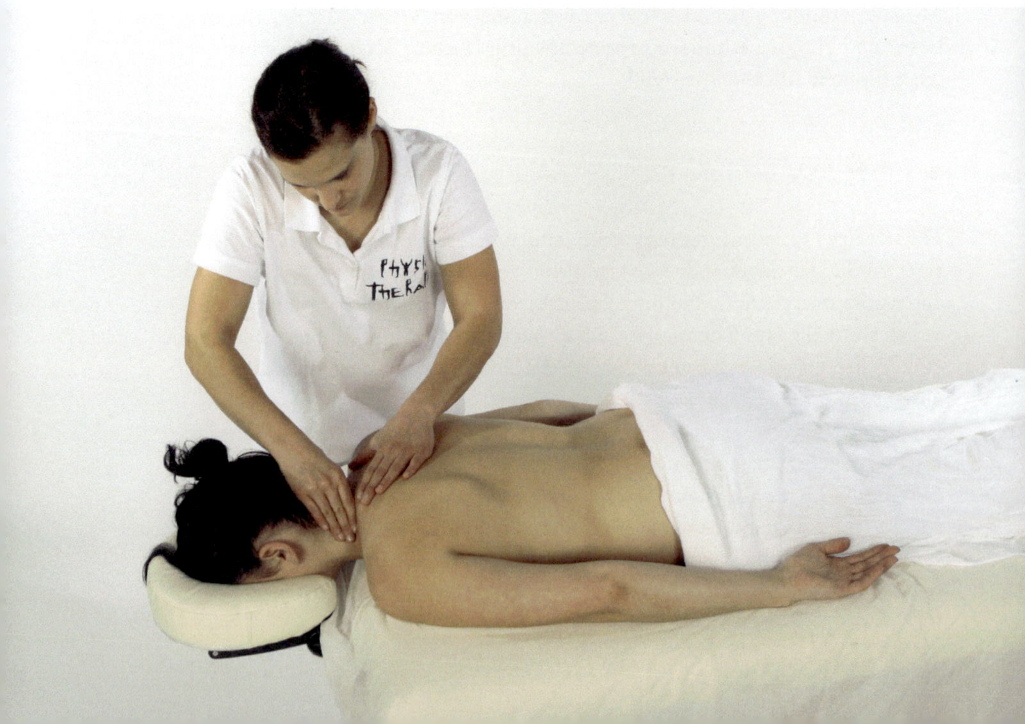

5.2 Präventive Lymphdrainage

Natürlich ist die Massage eine der schönsten Entspannungsmöglichkeiten, wenn der Kunde sich einfach zurücklegen kann und eine Zeit mit sanfter Musik, wohlduftenden Ölen und einer hervorragenden Massage genießen wird. Doch neben der Entspannung und Erholung kann eine gute Massage bzw. Drainage auch noch weiterreichende Erfolge zeigen, wenn der Kunde sich mit unangenehmen Wasseransammlungen in den Füßen und Beinen plagen muss.

5.2.1 Besonders nützliches Massageangebot

Die positive Wirkung von Massagen ist unumstritten, aber hilft sie auch bei Wassereinlagerungen? Denn ein Mensch, der mit Wasseransammlungen in den Füßen und Beinen leben muss, ist in seiner Bewegungsfreiheit doch stark eingeschränkt und verliert an Lebensqualität. Für viele Frauen heißt dies, dass schon der Schuhkauf ein Desaster sein kann – und will man Stiefel erwerben, dann wird dies immer wieder misslingen. Ob Strümpfe oder Socken – die Normalmodelle für das Durchschnittsbein sind nicht für einen Menschen mit Wasseransammlungen geeignet.

Die „normalen" Massagetechniken können hier wenig helfen, da sie meist direkt unter der Haut auf die Muskulatur abzielen – ganz anders bei der Lymphdrainage, denn hier wird die Lymphflüssigkeit innerhalb der Haut bewegt. Dadurch

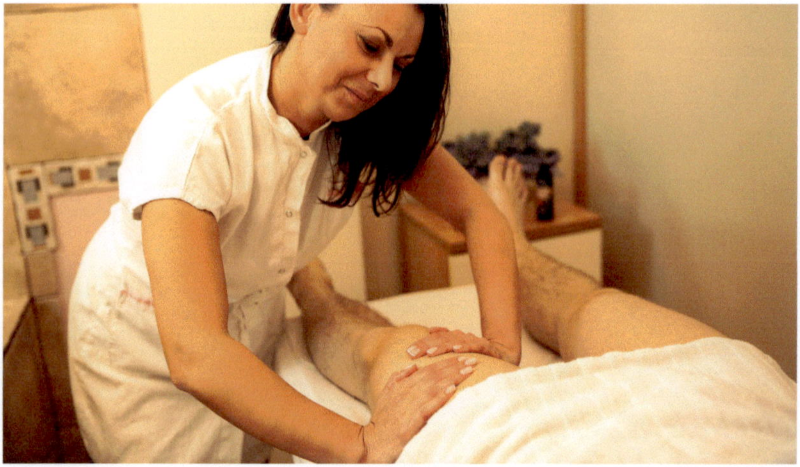

kann dem Kunden nicht nur eine entspannte Zeit auf der Massagebank bereitet werden, sondern man unterstützt auch das Lymphsystem und regt die Entwässerung an, so dass der Kunde vielleicht im Winter auch wieder lange Stiefel tragen kann.

5.2.2 Präventive Lymphdrainage, die anerkannte Hilfe

Als anerkannte Entstauungsmaßnahme kann die präventive Lymphdrainage dem Menschen eine Linderung seiner körperlichen Beschwerden bringen. Dies ist aber keine neue Erfindung, sondern eine Behandlung, die schon seit vielen Jahrzehnten in der Medizin bekannt und oft genutzt wird. Als Entwickler dieser nützlichen Massagemethode ist der Däne Emil Vodder bekannt, der diese Massage im Laufe seiner Tätigkeit als Physiotherapeut für sich selber erfand. Was er zuerst als Massage für die vergrößerten Lymphknoten am Hals nutzte, das kann heute auch Menschen mit Wasseransammlungen an den Füßen und Beinen eine Linderung bringen. Mit dem Ziel von Vodder, das Lymphgleichgewicht wiederherzustellen und so den Körper zu entlasten, können die angesammelten Flüssigkeiten im Körper wieder entfernt werden und die Belastungen verschwinden.

Vodder hat dazu vier Grundtechniken für die präventive Lymphdrainage genutzt, so dass mit dem Drehgriff, dem Schöpfgriff, dem Pumpgriff und dem stehenden Kreis der Körper wieder ins Gleichgewicht kommen kann. Was einst zur Linderung der eigenen körperlichen Probleme entwickelt wurde, das ist heute eine anerkannte Methode in der Medizin. Besonders für Menschen mit sehr starken Wasseransammlungen kann diese spezielle Massageform eine deutliche Erleichterung bringen.

Stichwort Wellness! Die Lymphdrainage hat aber nicht nur therapeutische Wirkungen, vielmehr wird sie zunehmend auch zum Entspannen und in der Kosmetik eingesetzt, um die Hautbeschaffenheit zu verbessern. Deine Kunden werden die präventive Lymphdrainage lieben, glaube mir! Sie ist sanft, entspannend, ernährt und pflegt die Haut, unterstützt die natürliche Entwässerung des Körpers.

Hinweis: Wasseransammlungen (Ödeme) müssen zuallererst immer von einem Arzt abgeklärt werden. Steht einer präventiven Lymphdrainage dann nichts im Wege, können die Kunden die Drainage genießen.

5.3 Fußreflexzonen-Massage

Sie erden uns und gelten als Basis des Bewegungsapparates – unsere Füße. Ein Leben lang werden sie zu Höchstleistungen angetrieben und führen doch zugleich ein Leben im Verborgenen. Erst Schmerzen im Fuß- oder Gelenkbereich zeigen uns, welche tragende Rolle die Extremitäten im wahren Leben spielen. Damit es gar nicht erst zu schmerzhaften Leiden kommt, sollten wir die Füße aus ihrem Schattendasein holen und ihnen Zeit und Beachtung schenken.

Eine Fußreflexzonenmassage hat den Vorteil, dass sie nicht nur den Fußbereich wieder mehr in den Focus der Aufmerksamkeit rückt, sondern auch die inneren Organe auf sanfte, heilende Weise stimuliert.

5.3.1 Entwicklungsgeschichte der Massagetechnik

Auch wenn die Fußreflexzonenmassage heutzutage oftmals als reine Wellnessbehandlung angeboten wird, ist sie keine Erfindung der Neuzeit. Bereits vor 5000 Jahren wurden die Menschen in China und Indien mit dieser Therapieform behandelt. Die manuellen Druckmassagen ließen Rückschlüsse auf Verbindungen zu den einzelnen Organen zu, so dass man davon ausging, dass sich die Wirkung dieser Behandlung auf die gesamten Körperregionen ausbreiten konnte.

Doch nicht nur die Asiaten, auch nord- oder mittelamerikanische Völker wandten die Fußreflexzonenmassage zur Behandlung ganz unterschiedlicher Krankheitsbilder an. Vor allem in weit abgelegenen Gegenden, in denen man nicht auf ärztliche Hilfe hoffen konnte, hatte sich diese Methodik etabliert und bewährt.

Diese Grundlagenforschung der heilenden Berührung wurde von der westlichen Physiotherapie aufgenommen und wirkungsvoll erweitert. Ein ausgeklügeltes System, sogenannte Fußkarten, wurden erarbeitet. Diese lieferten und liefern bis heute detaillierte Ergebnisse, welche Fußzone explizit zu welchem Organ gehört.

5.3.2 Wirkungspunkte und Zonen

Unsere Fußsohlen sind wie ein Spiegel unserer persönlichen Gesundheit. Jedes einzelne Organ steht in enger Verbindung mit einer bestimmten Zone unseres

a. Schulterlinie / b. Zwerchfelllinie / c. Taillienlinie

1. Ohr / 2. Zähne / 3. Sehzentrum / 4. Schädeldach / 5. Großhirn / 6. Kleinhirn / 7. Hypophyse / 8. Hirnstamm, Rückenmark / 9. seitliches Haupt, Schläfe / 10. Nackenmuskulatur / 11. Schilddrüse / 12. Luftröhre / 13. rechte Lunge / 14. linke Lunge / 15. rechtes Schultergelenk / 16. rechter Oberarm / 17. linkes Schultergelenk / 18. linker Oberarm / 19. Beckenbereich / 20. Herz / 21. Aorta, obere Hohlvene / 22. Speiseröhre / 23. Magen / 24. Pankreas / 25. Gallenblase / 26. Leber / 27. Dünndarm / 28. aufsteigender Dickdarm / 29. querlaufender Dickdarm / 30. absteigender Dickdarm / 31. Mastdarm / 32. Rektum / 33. rechte Niere / 34. rechter Harnleiter / 35. linke Niere / 36. linker Harnleiter / 37. Milz / 38. Lymphknoten rechter Achselbereich / 39. Lymphknoten linker Achselbereich / 40. Lymphknoten des Kopf- und Halsbereiches / 41. Solarplexus

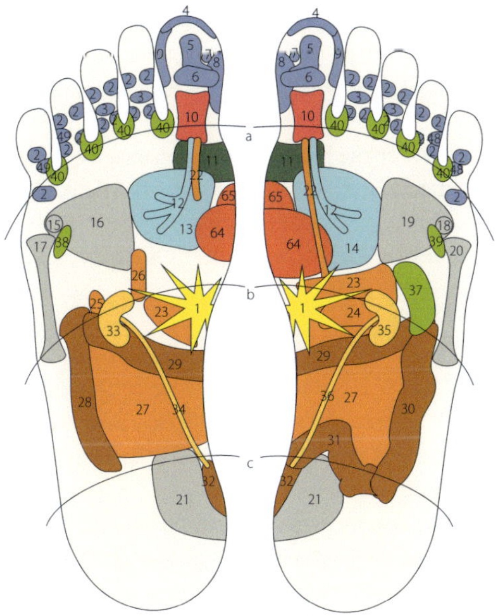

Fußes. Beim Lernen kommen Fußkarten zum Einsatz, auf denen die Zonen sowie die Organverbindungen bildlich dargestellt sind.

Ist nun eines unserer Organe krank oder in Mitleidenschaft gezogen, dann wird ein Schmerz auf die jeweilige Reflexzone ausgelöst. Auf diese Weise erkennt der Therapeut nur anhand des Abtastens der Fußsohle, welcher körperliche Bereich nicht in Ordnung ist. Stimuliert man nun diesen erkrankten Bereich, erhält das Organ eine bessere Durchblutung und der wichtige Heilungsprozess wird eingeleitet und effektiv unterstützt.

Wer die Fußreflexzonenmassage lernen möchte, für den ist wichtig zu wissen, dass einige Körperteile auf beiden Füßen vorliegen, andere wiederum nur auf einem Fuß. Ein Beispiel dafür ist das Herz.

5.3.3 Am Anfang steht die Diagnosestellung

Bevor der Behandler die Massage durchführt, unterzieht er die Füße des Kunden einer genauen Inspektion. Anhand registrierter Auffälligkeiten an Nägeln oder Haut kann er erste Rückschlüsse auf das Krankheitsbild ziehen. Das Betasten der

Fußsohle wiederum sagt jede Menge über eventuelle Störungen oder Organbelastungen aus. Wird bei der Untersuchung eine schwerwiegende Störung festgestellt, ist das Hinzuziehen eines Facharztes unerlässlich.

Wurde die Fußreflexzonenmassage anfangs von Medizinern eher skeptisch betrachtet, so haben wissenschaftliche Untersuchungen mittlerweile die Wirksamkeit bewiesen. Eine Studie der Uniklinik Insbruck konnte unter anderem eine bessere Durchblutung der Organe, hier explizit der Nieren nachweisen.

5.3.4 Der Ablauf einer Fußreflexzonenmassage

Wie bei jeder anderen Massageanwendung auch, steht die Vorbereitung am Anfang der Behandlung. Gedämpftes Licht und eine leise musikalische Untermalung sorgen für ein wohliges Gefühl und erleichtern das Loslassen. Sitzt oder liegt der Kunde bequem, dann kann die Druckbehandlung beginnen. Sohle und Fußspann werden mit sanften Streichungen auf das Geschehen vorbereitet.

Nach und nach werden die Zehen in das Ritual mit einbezogen, in dem jede einzelne von ihnen durch Streckungen oder Drehungen Zuwendung erhält. Erst danach beginnt die Behandlung der einzelnen Zonen. Diese werden mit leichtem Druck kurz gedrückt und danach erfolgt die Lockerung der Druckausübung. Wichtig beim Fußreflexzonenmassage lernen ist, sich stets auf das sehr unterschiedliche Schmerzempfinden der Kunden einstellen zu können.

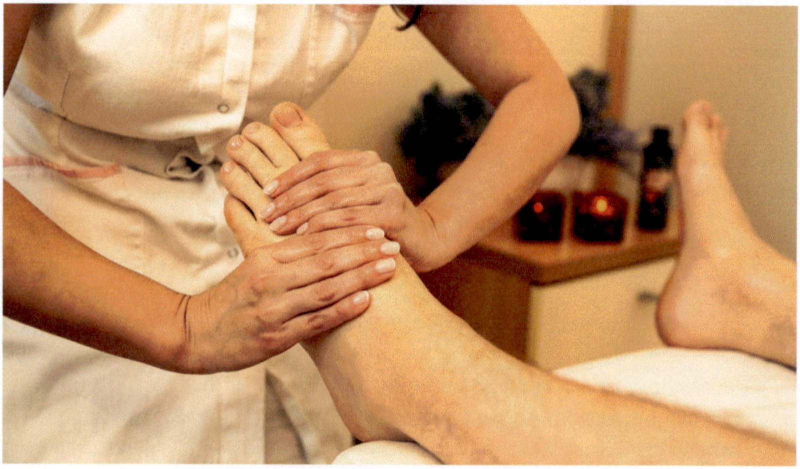

5.3.5 Indikationen und Kontraindikationen

Immer mehr Menschen setzen ihr Vertrauen in die sanfte Medizin, bevor sie zu chemischen Substanzen greifen. Besonders bewährt hat sich die Fußreflexzonenmassage – neben dem Wellnessbereich – bei chronischen Beschwerden. Beim Fußreflexzonenmassage lernen stellt man schnell fest: Das Positive an diesem Verfahren ist der Umstand, dass die Anwendung nicht nur im Krankheitsfall eine effektive Problemlösung sein kann, sondern auch präventiv zum Einsatz kommt. Die Anwendung steigert das seelische und körperliche Wohlbefinden, stärkt das Immunsystem und löst zudem Blockaden. Weiterhin lassen sich folgende Krankheitsbilder spürbar verbessern:

- Kopfschmerzen,
- Schlafstörungen,
- Allergien,
- Asthma,
- Rückenschmerzen,
- Verspannungen,
- rheumatische Beschwerden.

Doch nicht jeder kann von der positiven Wirkung der Fußreflexzonenmassage profitieren. Es liegen auch Kontraindikationen vor, das bedeutet, eine angeregte Durchblutung ist in diesem Fall nicht unbedingt ratsam bzw. zu vermeiden. Dazu gehören:

- schwere Depressionen,
- Entzündungen der Venen,
- Entzündungen des Lymphsystems,
- Risikoschwangerschaft,
- größere Verletzungen,
- Pilzerkrankungen,
- offene Wunden,
- Infektionen und hohes Fieber.

5.4 Breuß-Massage

Hinter der Bezeichnung „Breuß-Massage" verbirgt sich eine besondere, sehr sanfte Wirbelsäulenmassage, deren Zweck es ist, die tiefe Rückenmuskulatur um die Wirbelkörper herum mithilfe von speziellen Griffen zu lockern.

So können nicht nur körperliche, sondern ebenfalls energetische Blockaden gelöst werden. Typisch für die Breuß-Massage ist die Verwendung von Johanniskrautöl.

5.4.1 Geschichte

Rudolf Breuß (1899 bis 1990) entwickelte die nach ihm benannte Massageform, wobei er die Meinung vertrat, dass keine degenerierten, sondern nur unterversorgte Bandscheiben existieren.

Die energetische Wirbelsäulenmasse sorgt neben einer sanften Lockerung ebenfalls für eine angenehme Streckung der Wirbelsäule und des Kreuzbeins. Sie wird vor allem bei Problemen mit den Bandscheiben empfohlen. Das in reichlicher Menge verwendete Johanniskrautöl trägt dazu bei, dass das Gewebe und vor allem die Bandscheiben wieder geschmeidig sowie elastisch werden.

5.4.2 Anwendungsgebiete

Die Breuß-Massage wird zwar gerne bei einem Bandscheibenleiden empfohlen, jedoch beschränkt sich ihr Anwendungsgebiet nicht nur auf derartige Problematiken. So bietet sie sich zum Beispiel auch bei den folgenden Beschwerden an:

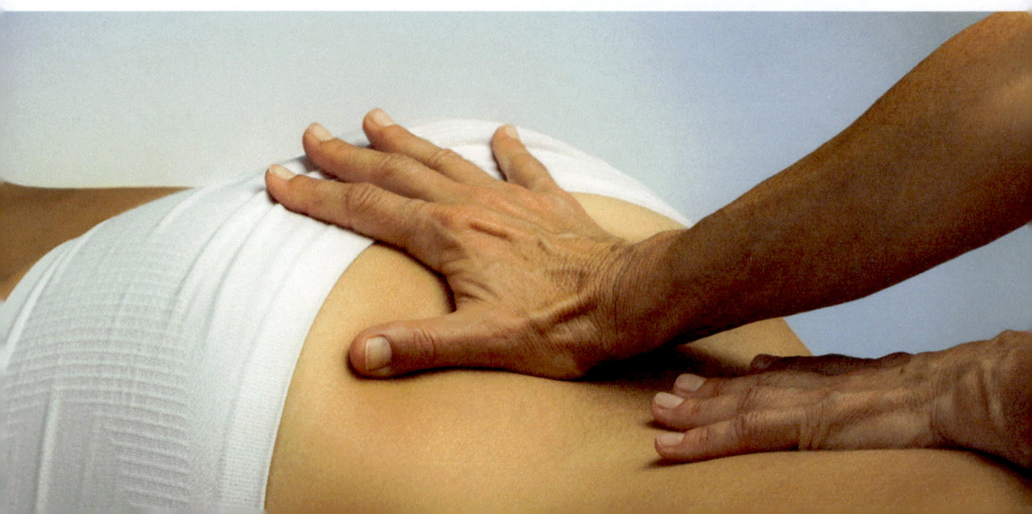

- Schlafstörungen
- Verspannungen
- Depressionen
- Schmerzen

5.4.3 Johanniskrautöl

Das bei dieser besonderen Massageart verwendete Johanniskrautöl besitzt verschiedene, positive Wirkungsweisen: So wirkt es heilend, entzündungshemmend, entspannend auf die Muskulatur und positiv auf die Nerven.

Zur Durchführung der Breuß-Massage solltest Du unbedingt darauf achten, ein qualitativ hochwertiges Öl zu erstehen. Zudem gilt es daran zu denken, dass Johanniskraut für eine erhöhte Lichtempfindlichkeit sorgt. Aufgrund dessen sollte Dein Kunde nach der Massage das Öl unbedingt gut abwaschen.

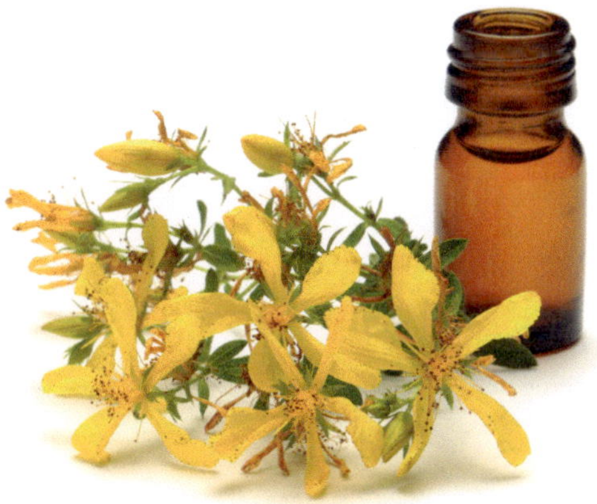

5.4.4 Durchführung

Bei der Breuß-Massage kommen verschiedene Streichtechniken zum Einsatz. Zum Abschluss sollte dein Kunde nachruhen.

5.4.5 Vorbereitung

Wünscht sich Dein Kunde eine Breuß-Massage, dann steht hier üblicherweise zunächst ein persönliches Gespräch an, in dessen Verlauf Du Dich nach den Gründen und etwaigen Vorerkrankungen erkundigst. Außerdem werden im Rahmen der Eingangsanamnese ebenfalls die Beinlängen vermessen und gegebenenfalls korrigiert.

Wichtig ist eine entspannende, ruhige Atmosphäre im Behandlungsraum. Dein Kunde entkleidet seinen Oberkörper und legt sich so auf die dortige Massageliege, dass sich der Kopf im Atmungsfenster befindet. Arme sowie Hände liegen locker neben dem Körper. Jetzt stellst Du Dich neben die Liege und reibst den Oberkörper Deines Kunden großzügig mit Johanniskrautöl ein. Während der Massage sollte dieses beständig ergänzt werden.

5.4.6 Anwendung

a) Strecken:
Die Durchführung der Breuß-Massage beginnt mit dem sogenannten „Strecken". Hier liegt die Lendenwirbelsäule des Kunden zwischen Deinem Zeige- und Mittelfinger der Hand, mit der Du die Massage durchführst. Deine andere Hand legst Du quer darüber. Diesen Griff behältst Du bei und streichst so bis hin zum Steißbein. Das Streichen sollte sehr sanft ausgeführt werden. Am Steißbein angekommen, hebst Du Deine Hände langsam hoch und wiederholst die Prozedur einige Male. Bei jedem neuen Beginn setzt Du jedoch höher in Richtung der Halswirbelsäule an.

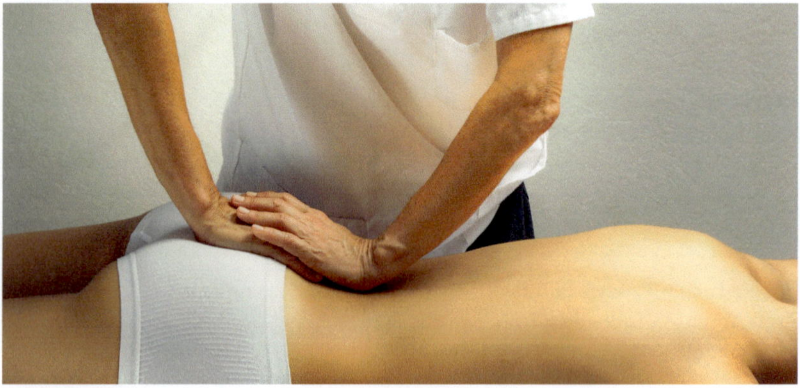

b) Zangengriff:
Bei Anwendung des Zangengriffs beginnst Du ebenfalls wieder auf Höhe der Lendenwirbelsäule. Allerdings liegen Deine Hände jetzt neben der Wirbelsäule, wobei Deine Handflächen zueinander zeigen. Bei dieser Stellung handelt es sich um die Grundposition. Jetzt ziehst Du Deine linke Hand etwa zehn Zentimeter in Richtung des Gesäßes und gleichzeitig ziehst Du Deine rechte Hand, ebenfalls ungefähr zehn Zentimeter, in Richtung Kopf Deines Kunden. Wie das Strecken wiederholst Du auch den Zangengriff einige Mal; dabei setzt Du bei jedem Mal ein Stück weiter in Richtung des Kopfes an.

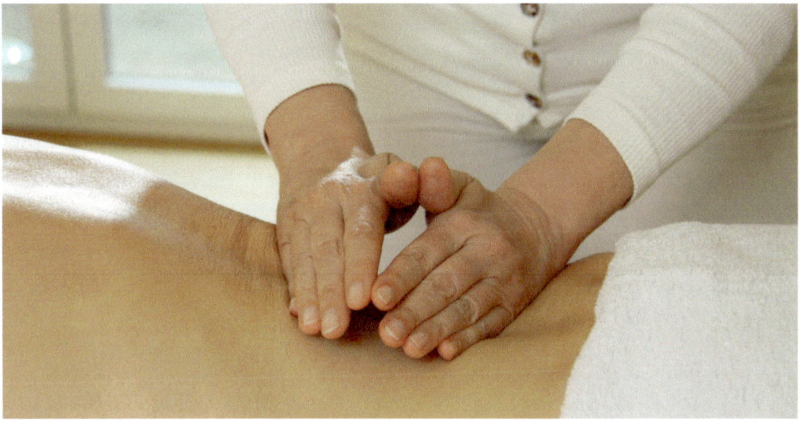

c) Massage:

Die Massage selbst wird von unten nach oben durchgeführt. Hier zeigen deine Fingerspitzen beider Hände zum Gesäß, wobei sich jedoch lediglich jeweils Dein Zeige- und Mittelfinger bewegen. Mithilfe dieser Finger massierst Du Deinen Kunden, mit kreisenden Bewegungen, rechts und links an der Wirbelsäule.

Achtung: Massiert wird hier immer von außen nach innen.

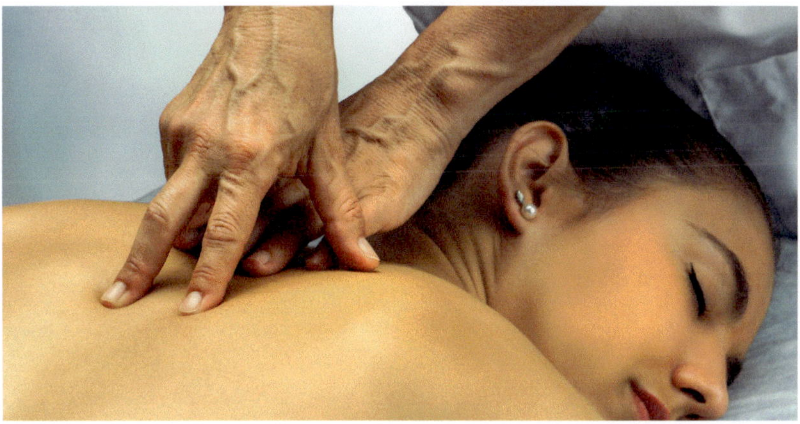

d) Auflegen des Seidenpapiers:

Den Abschluss der Massage bildet das Auflegen des Seidenpapiers. Hier ist der Rücken Deines Kunden immer noch gut mit Johanniskrautöl eingeölt; das Papier wird daraufgelegt. Zweck des Seidenpapiers ist es, die Wärme, die bei der

Breuß-Massage entsteht, für eine gewisse Zeit zu halten, wodurch die angenehme Entspannung noch etwas länger genossen werden kann.

e) Ausstreichen:
Beim Ausstreichen bleibt das Seidenpapier auf dem Rücken Deines Kunden liegen; es wird direkt darauf ausgeführt. Hier nimmst Du abwechselnd die Handflächen beider Hände und streichst mithilfe von ununterbrochenen, langen Bewegungen bis hin zum Gesäß aus. Wieder folgen einige Wiederholungen. Anschließend deckst Du Deinen Kunden mit einer weichen Decke zu.

f) Energie:
Im Rahmen der Breuß-Massage wird zumeist ebenfalls Energiearbeit geleistet, wodurch sich die Energiereserven Deines Kunden wieder auffüllen. Hierfür legst Du die Handflächen Deiner Hände rechts sowie links neben die Wirbelsäule. Anschließend atmest Du langsam ein, um Energie aufzunehmen und gibst diese beim Ausatmen an Deinen Kunden ab. Etwa jede Minute legst Du Deine Hände etwas höher in Richtung Kopf.

5.4.7 Ruhen und Massage-Abschluss

Anschließend ruht Dein Kunde zwischen drei und zehn Minuten, um die herrliche Entspannung und angenehmen Nachwirkung der Massage zu genießen.

Sollte Dein Kunde in dieser Zeit einschlafen, weckst Du ihn sanft auf. Während der Ruhephase des Kunden wäschst Du Deine Hände mit kaltem Wasser ab. Anschließend folgt eine Wiederholung des Streckens.

Achtung: Damit Dein Kunde nicht erschreckt, solltest Du ihn auf Deine kalten Hände hinweisen und ihn darauf aufmerksam machen, dass auch dies ein Teil der Massage ist.

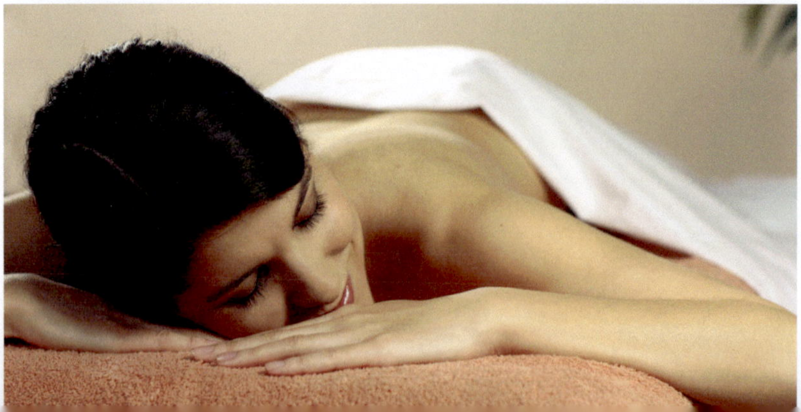

Abschließend legst Du Deine Handflächen erneut rechts und links neben der Wirbelsäule ab. Von den Schultern bis hin zu den Zehen streichst Du jetzt mehrfach aus. Anschließend folgt eine weitere, kurze Ruhephase; und damit ist die Breuß-Massage beendet.

Danach überprüfst Du noch di Stellung von Becken und Kreuzbein. Falls notwendig, werden dementsprechende Korrekturen vorgenommen. Ebenso ist es möglich, von der Lendenwirbelsäule bis zur Halswirbelsäule eine Kontrolle der einzelnen Wirbel durchzuführen.

Achtung: Im Rahmen der Breuß-Massage erfolgt eine Korrektur etwaiger Fehlstellung noch während der Bewegung.

Danach kommt es erneut zu einer kurzen und letzten Ruhepause.

Insgesamt nimmt die Massage etwa 20 bis 30 Minuten in Anspruch. Wichtig hierbei ist, dass diese für Deinen Kunden komplett ohne Schmerzen abläuft.

5.4.8 Wirkungsweisen

Die Breuß-Massage kann sich positiv auf folgende Beschwerden auswirken:

- Stress
- Schmerzen
- Wirbelsäulen-Erkrankungen
- Innere Unruhe
- Verkrampfungen der Muskeln
- Energetische Blockaden
- Angstzustände

5.4.9 Kontraindikationen

Wie ebenfalls bei anderen Massagearten, gilt es auch bei der Breuß-Massage verschiedene Kontraindikationen zu beachten. Dazu gehören zum Beispiel offene Hautstellen, akute Entzündungen, Bandscheibenvorfälle und Erkrankungen der Wirbelsäule. Auch hier sollte Dein Kunde vorab ärztlichen Rat einholen, um zu gewährleisten, dass die Durchführung der Breuß-Massage möglich ist.

5.5 Hot-Stone-Massage

Die Hot-Stone-Massage ist eine spezielle Massageart, bei der heiße, naturgeformte Basaltsteine zum Einsatz kommen. Ergänzend werden oftmals spezielle Klopftechniken und Massagegriffe eingesetzt. Diese besondere Massageart ist unter anderem bekannt für ihre herrliche, tiefen-entspannende Wirkung.

5.5.1 Die Geschichte der Hot-Stone-Massage

Der Ursprung der Hot-Stone-Massage liegt tief in der Vergangenheit des Menschen. So finden sich die ersten Aufzeichnungen, die sich auf diese Massageart beziehen, in der Geschichte Chinas. Dort wurden die Steine als „Bian Steine" bezeichnet. Hierbei handelt es sich um den Vorgänger der heutzutage sehr beliebten, traditionellen, chinesischen Akupunkturmassagen. Dies rührt daher, dass durch einen sanften Druck der Steine auf die Haut es möglich gewesen ist, muskuläre Verspannungen zu lösen.

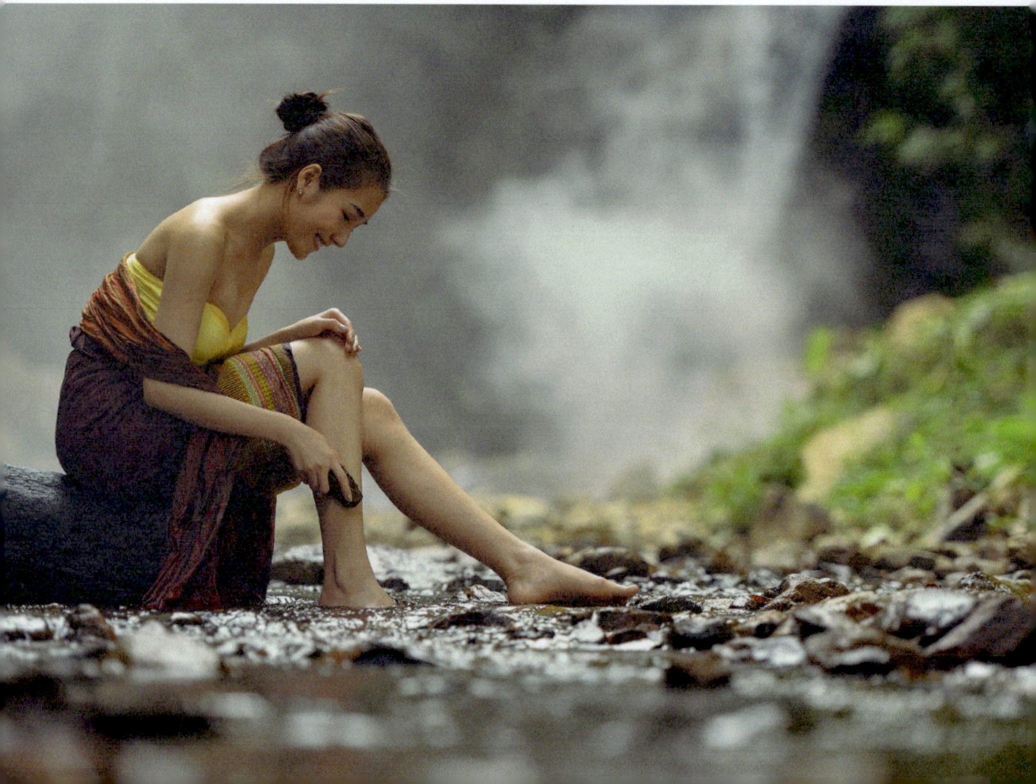

Die Hot-Stone-Massage wurde jedoch nicht nur in den chinesischen Gebieten sehr früh angewandt. So ist bekannt, dass sich ebenfalls die amerikanischen Ureinwohner dem Nutzen der heißen Steine bewusst gewesen sind und diese in den verschiedensten Ritualen verwendeten. So wurden die erwärmten Steine zum Beispiel in Form eines Dreiecks auf den Rücken oder auf eine andere Stelle des Körpers gelegt, um eine spirituelle Reinigung zu erzielen.

Von den Römern wurde dies schließlich weitergeführt; wodurch sich diese Vorgehensweise zu einem Vorgänger der heutigen Sauna entwickelte.

Selbst in den hawaiianischen Gebieten kam die Hot-Stone-Massage bereits sehr früh zum Einsatz: Allerdings dienten die heißen Steine hier der Heilung von Verletzungen sowie Krankheiten. Dazu wickelte man die Steine mit speziellen Blättern, denen eine besondere Heilwirkung zugesprochen wurde, ein. Anschließend legte man diese auf die Körperstelle, die geheilt werden sollte. So wirkte die Wärme der Steine zusammen mit der heilenden Kraft der Blätter schmerzlindernd. Ebenso nutzte man die Steine zur Massage: Sie wurden ganz einfach über den Körper gerieben, wodurch es zu einer Anregung der Muskulatur gekommen ist.

Heute zählt die Hot-Stone-Massage zu den beliebten Massagearten, die beispielsweise in Spas, Hotels und Massagepraxen angeboten wird.

5.5.2 Anwendungsgebiete

Die Anwendungsgebiete der Hot-Stone-Massage sind sehr vielseitig. So bietet sich diese zum Beispiel bei folgenden Beschwerden an:

- Rückenschmerzen
- Kopfschmerzen
- Gelenkproblemen
- Muskelverspannungen
- Burn-Out
- Sportverletzungen
- Muskelverspannungen

Des Weiteren findet diese besondere Massageart unter anderem Anwendung bei:

- Kreislaufbeschwerden
- Schlafschwierigkeiten
- zur Tiefenentspannung
- präventiv gegen Erkältungen
- Lymphfluss-Verstärkung
- zur Stresslinderung

5.5.3 Besondere Steine

Bei der Hot-Stone-Massage werden ganz besondere Steine verwendet: Hierbei handelt es sich gemeinhin um Basaltsteine, da diese dazu in der Lage sind, eine recht lange Zeit Wärme zu speichern. Alternativ hierzu kannst Du ebenfalls Specksteine verwenden, die eine so weiche Oberfläche besitzen, dass es möglich ist, sie auf Deine Hände zuschneiden zu lassen. Beachtet werden muss hierbei jedoch, das Specksteine, im Gegensatz zu Basaltsteinen, die Wärme nicht so lange speichern können.

Üblicherweise kommen bei einer Hot-Stone-Massage bis zu 40 Basaltsteine zum Einsatz. Diese müssen zur Durchführung der Massage etwa 60 Grad Celsius aufweisen.

Tipp: Basaltsteine werden nicht nur einzeln, sondern ebenfalls im Set angeboten. Ein Set beinhaltet zumeist die optimale Stein-Anzahl, sodass Du hiermit bereits gut ausgerüstet bist. Zudem sind Set-Angebote gemeinhin günstiger als der Einzelkauf der Steine.

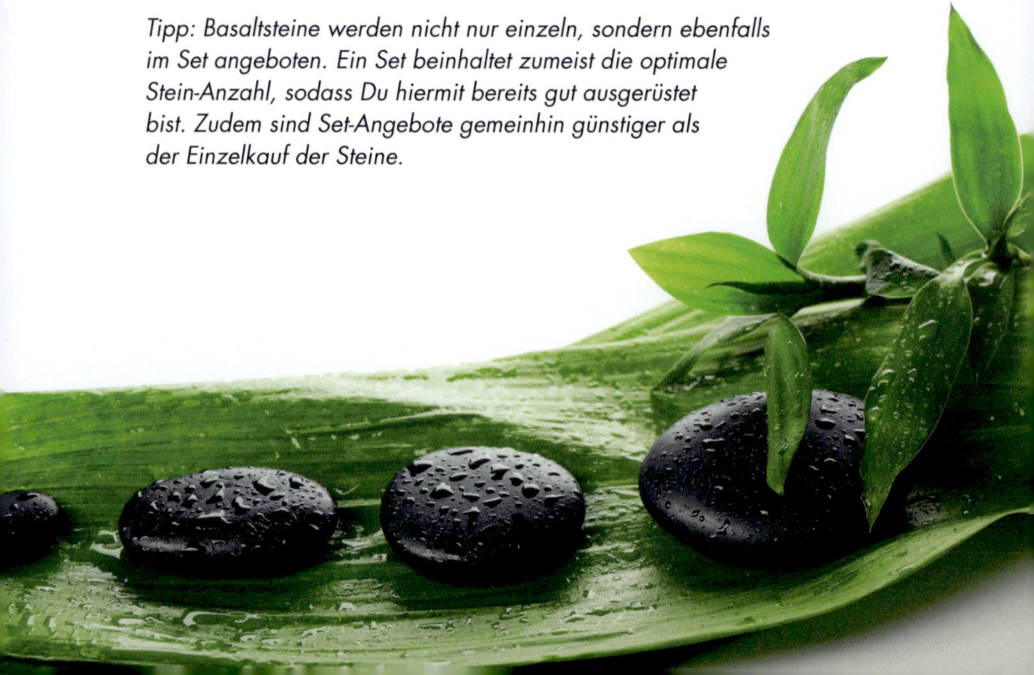

5.5.4 Erwärmung der Steine

Bei der Erwärmung der Steine gilt es jedoch zu beachten, dass eine Temperatur von bis zu 60 Grad je nach Person und zu massierende Körperstelle, etwas zu hoch sind. So sind zum Beispiel die Fußknöchel deutlich wärmeempfindlicher als etwa der Rücken. Dies gilt im Allgemeinen generell für die Körperregionen, bei denen wenig Fettgewebe vorhanden ist.

Aufgrund dessen empfiehlt es sich, die Wärme der Steine immer vorab am eigenen Körper zu testen und bei der Person, die Du massieren möchtest, nachzufragen, ob die Wärme angenehm ist. Wenn Steine nachgelegt werden, ist es zumeist möglich, die Temperatur etwas zu erhöhen, da der Körper dann bereits darauf vorbereitet ist.

Zur Erwärmung der Hot-Stones bieten sich folgende Optionen an:

Herdplatte

Zunächst nimmst Du einen Kochtopf und legst ein Baumwolltuch auf dessen Boden. Hier bitte darauf achten, dass die Steine, die später dazu kommen, gut mit Wasser bedeckt sind. Anschließend wird das Wasser auf circa 60 bis 70 Grad Celsius erwärmt.

Sobald die Temperatur erreicht ist, stellst Du die Herdplatte auf die niedrigste Stufe und legst mithilfe eines Löffels die Steine langsam in den Topf. Bitte vorsichtig vorgehen, damit das heiße Wasser nicht herausspritzt.

Um zu überprüfen, ob die Temperatur stimmt, nutzt Du am besten ein geeignetes Thermometer. So sind die Steine, die sich direkt auf dem Topfboden befinden, oftmals deutlich heißer als die oben liegenden. Aufgrund dessen bietet es sich an, ab und zu umzurühren.

Backofen

Alternativ hierzu ist es möglich, den Backofen zur Erhitzung der Steine zu nutzen. Hier legst Du die Steine auf ein Backblech und lässt den Backofen auf 60 Grad vorheizen. Bereits nach circa 30 bis 45 Minuten weisen die Steine die geeignete Temperatur auf. Allerdings gilt es hier zu beachten, dass die Steine bei dieser Methode bereits auf dem Weg zur Massage abkühlen. In der Regel stehen dann auch keine temperierten, weiteren Steine bereit.

Hot-Stone-Wärmegerät

Für den professionellen Einsatz bietet sich ein spezielles Hot-Stone Wärmegerät an. Damit ist es nicht nur möglich, eine konstant genaue Temperatur zu erreichen, sondern die richtig temperierten Steine stehen zudem immer zur Verfügung. Ein weiterer Vorteil eines solchen Geräts ist, dass hiermit eine schonende sowie gleichmäßige Erwärmung der Steine machbar ist.

Um ein störendes Klappergeräusch der auf dem Boden des Geräts liegenden Steine zu vermeiden, legst Du am besten ein Baumwolltuch auf dessen Boden. Je nachdem, für welches Gerät Du Dich entscheidest, variieren die Varianten sowie ebenfalls das jeweilige Zubehör und die Kosten.

5.5.5 Durchführung der Hot-Stone-Massage in Bauchlage

Die Hot-Stone-Massage unterteilt sich in eine Aufwärm- und eine Behandlungsphase, wobei anschließend eine Ruhephase folgt. Üblicherweise gehst Du hierbei wie folgt vor:

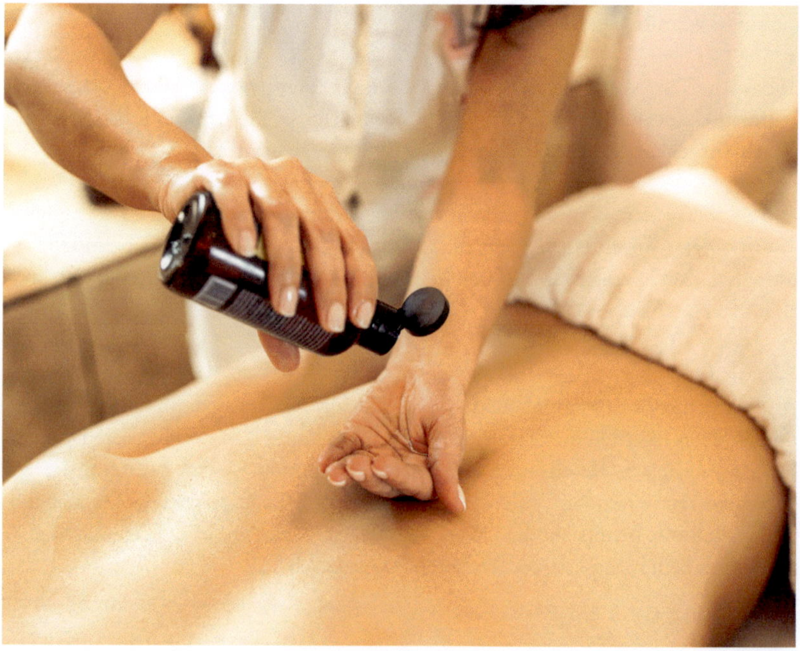

Vorbereitung und Lagerung

Zunächst wird eine ruhige, entspannte Atmosphäre geschaffen; herrlich duftende Aromen, brennende Kerzen sowie klangvolle Musik sind hierfür ideal geeignet.

- Anschließend werden die Steine bis zu einer Temperatur von maximal 60 Grad Celsius erwärmt.
- Dein Kunde legt sich in Bauchlage bequem auf die Massagebank
- Der Kopf wird entspannt und mit einer angenehmen Neigung im Kopfteil gelagert
- Mit einem kleinen Kissen wird die Krümmung in der Lendenwirbelsäule (Lordose) ausgeglichen
- Mit einer Halb- oder Vollrolle oder einem zusammengerollten dicken Handtuch werden die Füße im Knöchelbereich unterlagert, um die Knie zu entlasten.
- Vor der eigentlichen Hot-Stone-Massage bietet es sich an, den Körper des Kunden mit einem duftenden Massageöl einzumassieren.

Aufwärmphase

- Die Aufwärmphase startet damit, dass Du einige der temperierten Basaltsteine unter den Körper Deines Kunden legst. Hierbei handelt es sich um die sogenannten „Layout-Steine“, die dazu dienen, den Körper gleichmäßig aufzuwärmen. Um es einfacher zu handhaben, wird der erste Stein auf das Wurzel-Chakra, der zweite auf das Sakral-Chakra und der dritte auf den Solar-Plexus gelegt.
- Jetzt legst Du zwei mittelgroße Steine in die Hände Deines Kunden sowie acht kleinere zwischen die Zehen und fünf Steine auf die Wirbelsäule; und zwar vom Nacken beginnend, bis hin zum Steißbein. Es folgt ein Stein auf dem Sakral-Chakra sowie jeweils ein größerer Stein auf dem Ober- und Unterschenkel. Des Weiteren legst Du einen Stein in Höhe der Kniekehlen auf und einen auf jeden Arm sowie auf jede Schulterseite.
- Sobald die Steine dementsprechend gelagert wurden, deckst Du den Kunden vollständig mithilfe eines großen Baumwolltuchs oder einer dementsprechenden Decke ab.
- Anschließend steht eine Ruhezeit von bis zu zehn Minuten an. Auf diese Weise kann sich der Körper an die Wärme der Steine gewöhnen, entspannen und ist so optimal auf die eigentliche Massage vorbereitet.

Behandlungsphase

Ist die Ruhezeit abgelaufen, reibst Du Deine Hände sowie ebenfalls die Steine mit einem duftenden, erwärmten Massageöl ein und streichst den Körper des Kunden sanft aus. So wird nicht nur das Öl sehr schön auf der Haut verteilt, sondern ebenfalls der Kreislauf angeregt und der Körper auf die Massage eingestimmt.

- Massiert wird in Herzrichtung. Zudem gilt generell, dass jeder Teilbereich etwa mit dreimaliger Wiederholung massiert werden sollte, bevor Du zu einem weiteren Bereich wechselst. Des Weiteren wird immer lediglich der Teil des Körpers aufgedeckt, der im Moment massiert wird.
- Gestartet wird immer von unten, also von den Füßen zu den Knien. Für die Massage wählst Du am besten zwei große Steine aus. Anschließend erfolgt die Massage von den Knien bis hin zu den Oberschenkeln. Die Steine werden mit dem Uhrzeigersinn folgenden Bewegungen über die Haut geführt. Dabei darf der Druck nicht zu stark ausfallen.
- Es folgt eine Massage des Rückens: hier massierst Du zunächst sehr sanft und gehst anschließend mit einem großen Stein und gleichmäßigen Bewegungen zum Sakralbereich und dem unteren Rücken über. Dabei bleibt der Druck, den Du mit dem Stein ausübst, stets angenehm für Deinen Kunden.
- Ist dies geschehen, streichst Du den Rücken, beginnend von oben, komplett nach unten aus. Mithilfe zweier Steine mittlerer Größe wird dies, neben der Wirbelsäule, wiederholt.
  Achtung: Die Wirbelsäule darf hierbei nicht berührt werden.
- Mithilfe eines Punktiersteins, der aufgestellt verwendet wird, massierst Du jetzt an den Rippenbögen entlang.

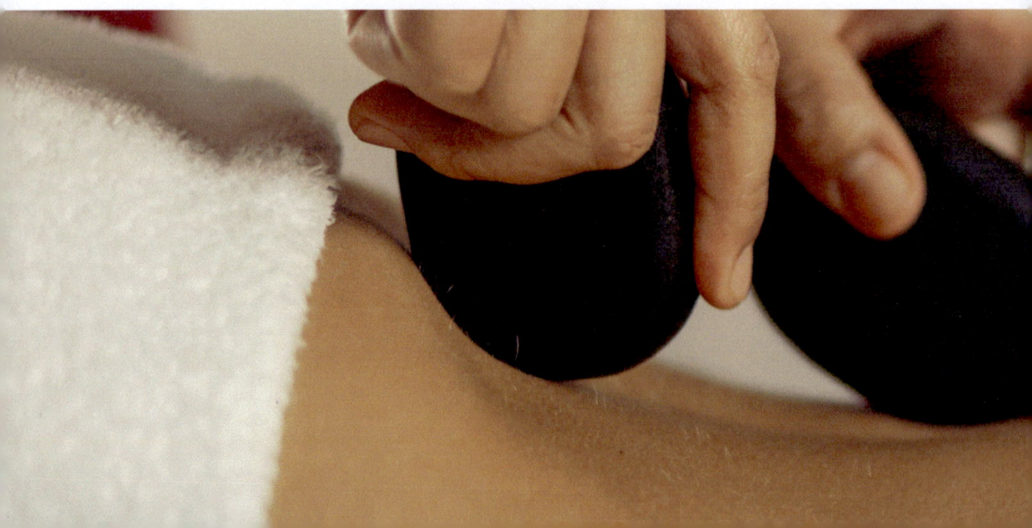

Achtung: Auch hier dürfen die Knochen des Kunden nicht mit dem Stein berührt werden.

- Anschließend gehst Du dazu über, die Schultern, mit kleinen Steinen, in kleinen Kreisen zu massieren. Dabei wird immer von innen nach außen massiert. Im Laufe der Massage bietet es sich an, die abgerundeten Kanten des Steins abwechselnd mit dessen Fläche zu nutzen.
- Ist dies geschafft, massierst Du von der Schulter ausgehend über den Arm bis hin zum Handgelenk. Danach folgt eine Massage der Finger.
- Den Abschluss bildet der Bereich des Nackens, den Du mit kleinen Steinen behandelst. Begonnen wird seitlich des Nackens, anschließend folgen sanfte Ausstreichungen, die Du mit der Kante des Steins vornimmst. Danach wird mit langsamen, kreisenden Bewegungen über die Kanten des Schädels gestrichen.
  Achtung: Hier ist eine besondere Vorsicht vonnöten, da der Nackenbereich sehr empfindlich ist.
- Jetzt kann sich der Kunde auf den Rücken drehen, wodurch es möglich ist, den Bauch im Uhrzeigersinn zu massieren: Dafür bietet sich ein Stein an, der eine schwächere Temperatur aufweist.
  Achtung: Diesen Schritt besprichst Du am besten vorab mit Deinem Kunden, da nicht jede Person eine solche Bauchmassage wünscht.
- Anschließend streichst Du mit den Steinen parallel zum Schlüsselbein über das Dekolleté Deines Kunden, bis Du die Schulter erreichst. Dabei wird immer von innen nach außen gearbeitet.
- Jetzt folgt eine Wiederholung der Arm- und Beinmassage.
- Zum Schluss wird der Körper ohne Basaltsteine ausgestrichen; hier kommen üblicherweise abgekühlte Marmorsteine zum Einsatz. Allerdings sollten zuletzt genannte lediglich kurz verwendet werden.

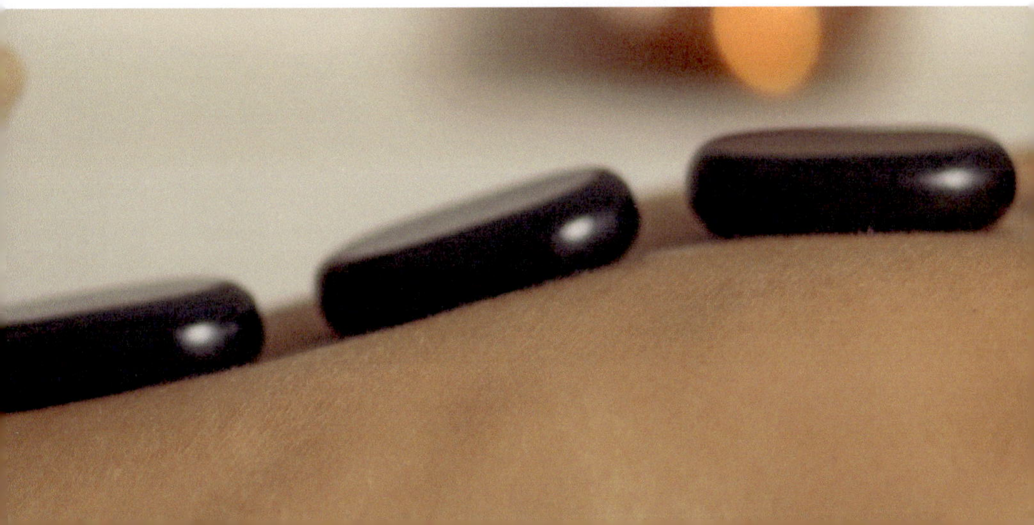

Ruhephase

Abgerundet wird die Hot-Stone-Massage durch eine ausgiebige Ruhephase, während der sich das herrliche, entspannte Gefühl weiter entfalten kann. Damit Dein Kunde nicht friert, bietet es sich an, ihn mit einer Decke abzudecken.

Achtung: Hot-Stone-Massagen sind für den Organismus sehr belastend. Aufgrund dessen rätst Du Deinen Kunden am besten, eine solche Massage an einem Urlaubstag oder nach Feierabend vornehmen zu lassen. Außerdem ist es sinnvoll, anschließend für mehrere Stunden keine körperlichen Aktivitäten durchzuführen.

Im Allgemeinen kommt es bei einer regelmäßigen Wiederholung der Massage oftmals zu einer langfristigen, positiven Änderung des Gesundheitszustandes.

Tipp: Eine Hot-Stone-Massage muss nicht immer als Ganzkörperbehandlungen durchgeführt werden; ebenso sind Teilmassagen möglich. Welche Variante gewünscht wird, sprichst Du am besten bereits bei der Terminvereinbarung mit Deinen Kunden ab. Eine Ganzkörpermassage nimmt gemeinhin circa 60 bis 90 Minuten in Anspruch.

5.5.6 Wirkungsweisen

Hot-Stone-Massagen bieten eine große Anzahl an positiven Wirkungsweisen. Dazu gehören u. a.:

- Lösung von Verspannungen
- Kreislaufstärkung
- Förderung des Lymphflusses und der Verdauung
- eine herrliche Tiefenentspannung
- Mobilität des Bewegungsapparates wird verbessert
- Stoffwechsel-Anregung
- Stressabbau

Was beachten?

Bei einer Hot-Stone-Massage gilt es einiges zu beachten. So empfiehlt es sich, dass Du ein besonderes Augenmerk auf die Hygiene legst: Die Steine sowie ebenfalls die Gefäße, die Du zum Erwärmen verwendest, müssen sehr gut gereinigt sowie desinfiziert werden, da sich im Wasser und bei Körpertemperatur diverse Bakterien wohlfühlen. Ebenso sind frische Handtücher sowie saubere Hände ein „Muss".

Die Öle, die Du verwendest, sind idealerweise von hoher Qualität und außerdem dermatologisch getestet. Zusätzlich ist es wichtig, dass lediglich natürliches Basaltgestein zum Einsatz kommt, dass weder einer Vorbehandlung mit Öl unterzogen noch auf künstliche Weise geschliffen wurde. Aber auch die körperliche Verfassung Deines Kunden sollte vor Anwendung der Massage beachtet werden.

5.5.7 Kontraindikationen

Eine Hot-Stone-Massage sollte bei Vorhandensein folgender Kontraindikationen nicht durchgeführt werden:

- Schwangerschaft
- Erkrankungen des Herzens
- Neuropathie
- fieberhafte Infekte
- diverse Hautkrankheiten
- Diabetes
- akute Venenerkrankungen

Es empfiehlt sich, dass Dein Kunde vor der Massage ärztlichen Rat einholt, um abzuklären, ob eine Hot-Stone-Massage aus gesundheitlicher Sicht durchgeführt werden kann.

5.6 Kräuterstempel-Massage

Die Kräuterstempel-Massage ist eine spezielle, traditionelle Massageart, bei der herrlich duftende Baumwollsäckchen zum Einsatz kommen, die mit Kräutern, Blüten und Sesam gefüllt sind. Neben der herrlich entspannenden Massage wirken somit zusätzlich die diversen Essenzen und Aromen positiv auf Körper und Geist ein.

5.6.1 Geschichte

Die Kräuterstempel-Massage ist ebenfalls unter der Bezeichnung „Pantai Luar" bekannt. Hierbei handelt es sich um eine besondere Massageart, deren Wurzeln in der traditionellen, ostasiatischen Massage Thailands liegen.

Doch auch im Europäischen Raum sowie in der indischen Ayurveda-Lehre, der sogenannten „Pinda Sveda", ist die Kräuterstempelmassage seit langer Zeit bekannt und beliebt.

Das Ziel dieser Massageart ist, Körper, Geist und Seele wieder in Einklang und die Energien zum Fließen zu bringen. Hiermit wird eine einstimmige äußere sowie innere Harmonie und somit eine wunderbare Entspannung erreicht.

5.6.2 Anwendungsgebiete

Die Anwendungsgebiete der Kräuterstempel-Massage sind sehr vielseitig. So wird diese spezielle Massageart beispielsweise bei den folgenden Indikationen eingesetzt:

- Schmerzen im Nacken- und Rückenbereich
- Muskelverspannungen
- Stress
- Rheumatischen Beschwerden
- Hautpflege

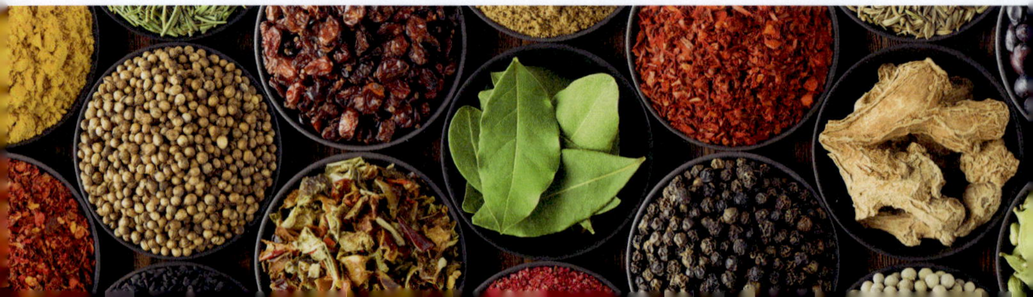

5.6.3 Kräuterstempel

Die klassischen Kräuterstempel enthalten eine fein abgestimmte Mischung verschiedener Kräuter und Blüten. Oftmals wird auch Sesam beigefügt. So genießt Dein Kunde nicht nur die Massage, sondern profitiert ebenfalls von den unterschiedlichen Wirkungsweisen der jeweiligen Mischung.

Mittlerweile existieren zusätzlich verschiedene Varianten, wie etwa die Kokosstempel-Massage, bei der die Stempel mit Kokosflocken gefüllt sind. Ebenfalls sehr beliebt sind Rosenstempel mit Rosenknospen: Hier verströmt zusätzlich der sinnliche Duft der „Königin der Blumen".

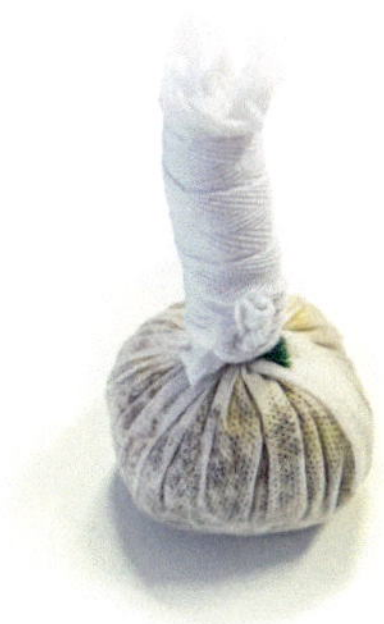

Belebend und stimulierend wirken dagegen Kräuterstempel mit Zitronengras, auch Lemongras genannt.

5.6.4 Lagerung und Pflege

Damit Deine Kräuterstempel eine lange Zeit einsatzbereit sind, ist eine richtige Pflege und Lagerung unerlässlich. So ist etwa eine trockene Lagerung unabdingbar, da nur auf diese Weise die Bildung von Schimmel und Fäulnis vermieden wird. Des Weiteren sollte der Aufbewahrungsort dunkel und trocken sein.

Zudem ist es aus hygienischen Gründen ratsam, dass Du für jeden Kunden eigene Stempel verwendest.

5.6.5 Durchführung

Während zu Beginn der Massage sehr vorsichtig gearbeitet wird, kommt es nach und nach, mit Abkühlung der Stempel, zu intensiven und langsamen Bewegungen.

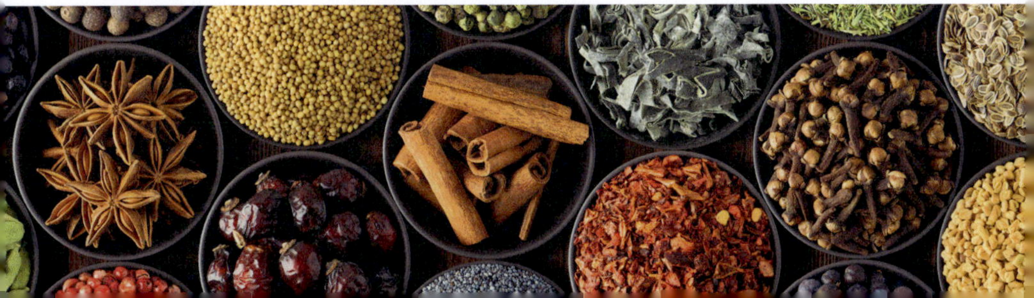

5.6.6 Vorbereitung

Wie bei anderen Massagearten, bereitest Du auch hier den Massageraum mit herrlich entspannender Musik, gedämpftem Licht, duftenden, ätherischen Ölen und Ähnlichem vor. So beginnt die Entspannung Deines Kunden bereits beim Betreten des Raumes.

Außerdem ist es wichtig, die Kräuterstempel rechtzeitig auf die richtige Temperatur, zwischen 70 und 100 Grad Celsius, zu erhitzen sowie warm zu halten. Hierfür verwendest du am besten ein Ölbad oder nutzt Wasserdampf. Zur Erwärmung bieten sich spezielle Wärmegeräte an.

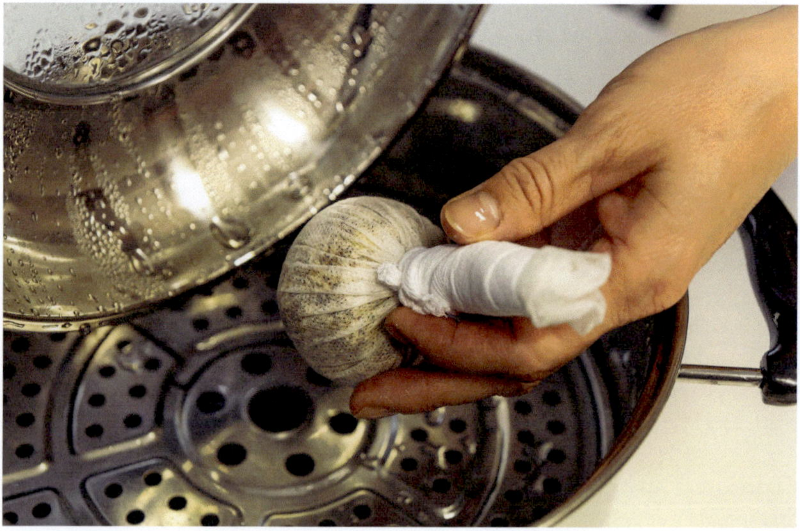

5.6.7 Anwendung

Die Kräuterstempelmassage ist als Ganzkörpermassage ebenso beliebt, wie als Teilkörpermassage. Bei zuletzt genanntem rechnest Du am besten etwa 30 Minuten ein, während eine Ganzkörpermassage etwa 60 bis 90 Minuten in Anspruch nimmt. Oftmals konzentriert sich die Kräuterstempelmassage auf den Rücken oder auf das Gesicht. Zusätzlich zu den Stempel werden ebenfalls die Hände zum Massieren verwendet. Außerdem ist es wichtig, die zu massierenden Körperstellen gut mit Massageöl einzureiben.

a) Überprüfung der Stempel-Temperatur: Bevor Du die Stempel auf die Haut Deines Kunden legst, überprüfst Du vorsichtig mit Deiner Hand die Temperatur. Zu Beginn sind die Stempel mit ungefähr 60 Grad Celsius sehr heiß, weshalb Du die Haut Deines Kunden hiermit zunächst, ebenfalls sehr vorsichtig, lediglich schnell abtupfst.
Erst wenn die Stempel eine angenehme Temperatur aufweisen, gehst Du zu zügigen streichenden Bewegungen über. Desto mehr sich die Kräuterstempel abkühlen, umso intensiver und langsamer wird die Massage.

b) Ablauf einer Kräuterstempel-Ganzkörpermassage:

- Rückenmassage
- Nackenmasage
- Bein- und Armmassage, die in Bauch- sowie Rückenlage stattfindet
- Bauchmassage (bitte vorab abklären, ob dies gewünscht wird)
- Gesicht- und Dekolleté-Massage

Vom Auflegen der Kräuterstempel über das Klopfen, Tupfen und Ausstreichen in unterschiedlichen Geschwindigkeiten bis hin zum intensiven Kreisen, ist die Massage sehr variantenreich.

Achtung: Es sollte immer in Herzrichtung massiert werden.

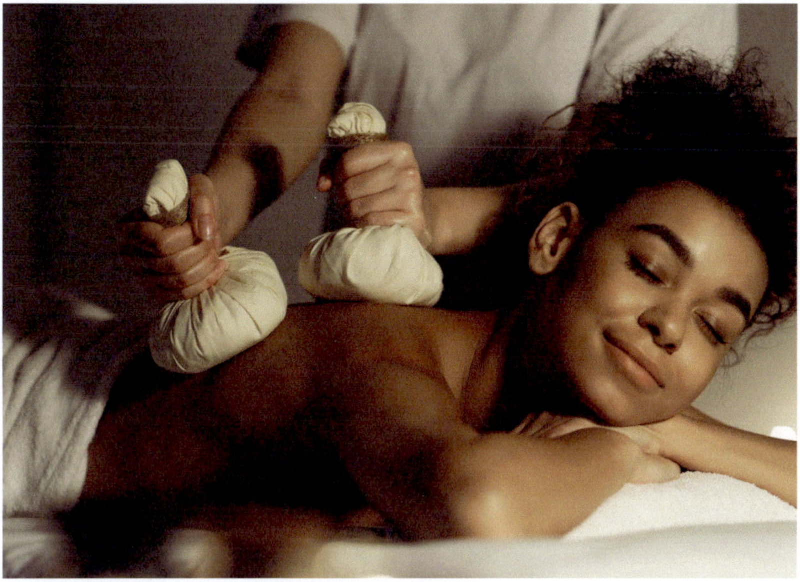

c) Ruhen: Im Anschluss an die Massage deckst Du Deinen Kunden für ungefähr zehn bis 15 Minuten mit einer Decke ab. Während der Nachruhe entfaltet sich weiterhin die Massagewirkung und Dein Kunde genießt die herrliche, tiefe Entspannung.

5.6.8 Wirkungsweisen

Durch eine Kräuterstempelmassage wird von zahlreichen, positiven Wirkungsweisen profitiert, wie etwa:

- Lösen von Verspannungen
- Förderung der Durchblutung
- Linderung von Stress
- Je nach Kräutermischung beispielsweise entspannend oder belebend
- Linderung bei rheumatischen Beschwerden
- Anregung der Zellneubildung

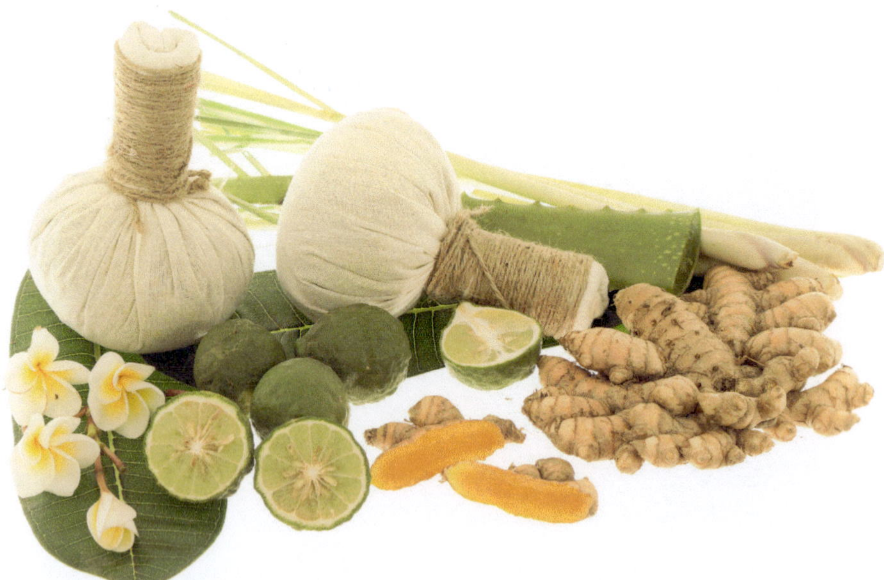

5.6.9 Kontraindikationen

Bevor Du die Kräuterstempel-Massage bei Deinen Kunden anwendest, solltest Du unbedingt etwaig vorhandene Kontraindikationen abklären. Hierbei handelt es sich beispielsweise um:

- Thrombose
- Fieber
- offene Hautstellen / offene Wunden
- Irritationen der Haut
- Hauterkrankungen
- Starke Krampfadern
- Herz-/Kreislaufbeschwerden
- Allergien

Denke bitte auch bei der Kräuterstempel-Massage daran, Deine Kunden bei Absprache des Massagetermins darauf hinzuweisen, dass vorab am besten ärztlicher Rat eingeholt wird, um die verschiedenen Kontraindikationen eindeutig auszuschließen.

5.7 Schröpfmassage

Die Schröpfmassage ist ebenso beliebt wie angenehm: Das herrlich entspannende Naturheilverfahren wird bereits seit vielen Jahrhunderten erfolgreich angewendet und zeichnet sich durch eine Vielzahl an unterschiedlichen, positiven Wirkungsweisen aus.

5.7.1 Geschichte

Im Allgemeinen wird heutzutage davon ausgegangen, dass die Schröpftherapien bereits seit mehreren Jahrtausenden in den verschiedensten Kulturen angewendet wurden. So existieren beispielsweise in Mesopotamien Hinweise auf derartige Anwendungsformen, die mehr als 5.300 Jahre alt sind. Ebenso soll das Schröpfen im antiken Griechenland eine wichtige Rolle gespielt haben. Doch auch innerhalb von Europa ist die Schröpfmassage nicht erst seit kurzem sehr beliebt.

Hier wird deren Wirkungsweise mit der sogenannte „Fünf-Säfte-Lehre" erläutert: Durch den entstehenden Unterdruck innerhalb der Gläser sollen mithilfe der Behandlungsform die Körpersäfte, die in ein Ungleichgewicht gekommen sind, zurück in das Gleichgewicht geführt werden. Äquivalent dazu wird hiermit innerhalb des asiatischen Raums der Lebensenergie, dort „Qi" genannt, zu einem ungestörten Abfluss über die Meridiane verholfen.

In der Traditionellen Chinesischen Medizin widmet sich dagegen die Tuina Massage der Lehre mit den fünf Elementen, die im Grunde genommen der „Fünf-Säfte-Lehre" entspricht. Doch auch im Ayurveda ist das Prinzip, das auf den fünf Elementen beruht, nicht unbekannt.

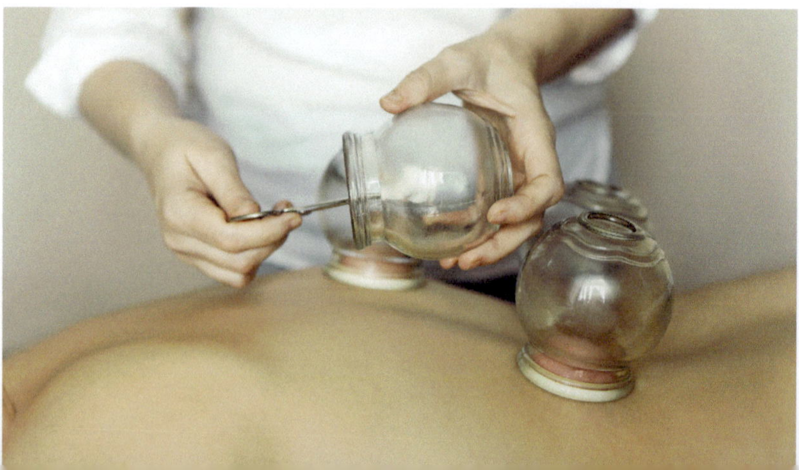

5.7.2 Arten

Die Schröpfmassage ist in unterschiedlichen Arten durchführbar:

- Non-invasive Methode (trockenes, unblutiges Schröpfen):
  Hier wird mithilfe des Schröpfglases ein Vakuum erzielt, dass die jeweilige Hautpartie ein kleines Stück weit in das Glas „hineinzieht". Die Folge hiervon ist eine Rötung der Haut, die mit einer verstärkten Durchblutung sowie einem angeregten Fluss der Lymphflüssigkeit einhergeht.
  Die Gläser werden zumeist auf dem Rücken angewandt und üben über die Haut einen zusätzlichen Einfluss auf die verschiedenen inneren Organe des menschlichen Körpers, welche sich an dessen Oberfläche befinden, aus. Hierbei handelt es sich um die auch als „Head-Zonen" bezeichneten Stellen. Diese sind jeweils über die Nerven mit einem bestimmten Organ verknüpft. Verhält es sich so, dass ein Organ an einer Erkrankung leidet, dann ist es möglich, dass das „zuständige" Areal der Haut dementsprechend mit einem Schmerzreiz auf die Behandlung anspricht.
  So ist es mithilfe der Schröpfmassage machbar, zu einer Schmerzlinderung sowie ebenfalls zu einer Verbesserung des gesundheitlichen Zustands des jeweiligen Organs zu gelangen.

- Invasive Methode (blutiges Schröpfen):
  Bei dieser Art des Schröpfens wird die Haut zunächst mit einer Lanzette leicht angeritzt, sodass es zu einem Austritt von Gewebeflüssigkeit und Blut kommt. Anschließend erfolgt das Ansetzen des Glases. Diese Vorgehensweise ist der einzige Unterschied zum Ablauf des unblutigen Schröpfens.

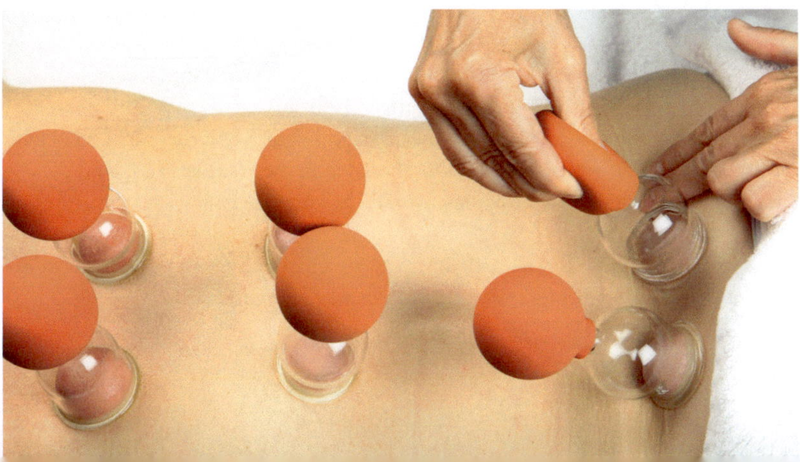

- Schröpfkopfmassage:
  Im Rahmen der Schröpfkopfmassage bewegt man das jeweils ausgewählte Glas auf der zuvor eingeölten Haut des Kunden. Dabei kommt es auch zu kreisenden Bewegungen. Hier wird besonders langsam und in Richtung zur Muskulatur gearbeitet. Diese Methode differenziert sich durch die Bewegung, wobei hier unbedingt darauf zu achten ist, dass sich in dem Glas kein zu starkes Vakuum bildet. Andernfalls sind flüssige sowie langsame Bewegungen nicht mehr möglich.

- Elektrisches Schröpfen:
  Das elektrische Schröpfen zeichnet sich dadurch aus, dass die Haut des Kunden nicht nur eine Stimulation durch das im Glas entstehenden Vakuum erfährt, sondern das ebenfalls leichte Stromimpulse zu einer Zirkulationsanregung führen. Zu beachten hierbei ist, dass lediglich Ströme mit einer Niederfrequenz verwendet werden, sodass das elektrische Schröpfen ungefährlich ist.

5.7.3 Anwendungsgebiete

Die Anwendungsgebiete der Schröpfmassage sind vielfältig. Dazu zählen unter anderem:

- Lymphstauungen
- verschiedene rheumatische Erkrankungen
- Hexenschuss
- Migräne
- Karpaltunnelsyndrom

5.7.4 Schröpfgläser

Bei den in der Schröpfmassage verwendeten Schröpfgläsern handelt es sich um Glasgefäße, die sich durch ihre kugelförmige Optik auszeichnen. Mithilfe dieser Gläser wird der gewünschte Unterdruck erzeugt. Damit es hierbei nicht zu einem für Deinen Kunden schmerzhaften Einschneiden in die Haut kommt, sind die Gläser entweder abgerundet oder nach außen hin umgebogen.

Zur Entstehung des Unterdrucks kannst Du verschiedene Arten nutzen. So ist es bei geschlossenen Schröpfgläsern mithilfe eines brennenden Wattebauschs, den

Du ganz einfach in das zu verwendete Glas hinein hältst, möglich, die im Inneren befindliche Luft stark zu erhitzen. Danach kannst Du das Glas direkt auf die Haut Deines Kunden aufsetzen.

Handelt es sich dagegen um Schröpfgläser, die mit einem Saugball ausgestattet sind, dann ist diese Vorgehensweise nicht notwendig: Hier muss lediglich der Saugball vor dem Aufsetzen auf die Haut zusammen gedrückt werden, sodass durch das anschließende Loslassen das gewünschte Vakuum entsteht. Die Unterdruckstärke kannst Du durch die Luftmenge, die Du aus dem Saugball heraus drückst, regulieren. Alternativ hierzu gibt es auch Schröpfgläser mit Saugvorrichtung.

Schröpfgläser werden in verschiedenen Größen angeboten. Üblich sind hier Gläser von etwa 2,5 bis 6,5 Zentimeter. Die größeren Modelle weisen zumeist eine deutlich stärkere Sogkraft auf und werden für großflächige Anwendungen verwendet, während die kleineren Modelle dementsprechend vor allem den kleineren Körperstellen vorbehalten sind. Wenn es sich um hochwertige Gläser handelt, dann ist es ohne weiteres möglich, diese erneut aufzubereiten und zu verwenden. Allerdings solltest Du hierbei am besten auf höchste Hygiene achten.

Schröpfgläser sind ebenso einzeln wie auch im Set erhältlich. Zu Beginn bietet sich der Kauf eines Sets an, da hier in der Regel Schröpfgläser in den unterschiedlichsten, benötigten Größen enthalten sind. Zudem sind Sets gemeinhin kostengünstiger.

5.7.5 Durchführung

Die Durchführung der Schröpfmassage ist für Deine Kunden nicht schmerzhaft, sondern sehr angenehm und herrlich erholsam.

Vorbereitung

Neben einer wunderbar entspannenden Umgebung bereitest Du am besten die Schröpfgläser bereits vor und legst sie in Deine direkte Reichweite, neben Deinen Kunden. So musst Du die Massage nicht unterbrechen, sondern kannst sofort ein Glas nach dem anderen verwenden. Ebenfalls bereitstehen sollte ein angenehm duftendes, hochwertiges sowie gut verträgliches Massageöl.

Behandlung – Ablauf des trockenen Schröpfens

1) Ziele der Schröpfmassage bestimmen: Hierbei handelt es sich etwa um eine Durchblutungsanregung, Auflockerung von Muskelverspannungen oder eine Cellulite-Verringerung. Im Allgemeinen werden Hautbereiche, die wenig durchblutet werden sowie ebenfalls verspannte Muskeln sofort geschröpft. Ist eine Aktivierung der Organfunktionen gewünscht, dann ist es wichtig, dass Du als Erstes die jeweiligen, korrespondierenden Stellen herausfindest.

2) Anbringung der Schröpfgläser: Bei geschlossenen Modellen erwärmst Du die Gläser ganz einfach, wie oben beschrieben, durch einen brennenden Wattebausch und setzt sie auf die Haut des Kunden auf. Alternativ hierzu presst Du bei Gläsern mit Saugball den Ball zusammen beziehungsweise aktivierst bei den anderen Varianten die Saugvorrichtung, wie etwa die elektrische Vakuumpumpe, und bringst diese ebenfalls auf der Haut auf. Am besten ist es, wenn Du, vor allem bei den ersten Massagen, zunächst mit einem leichten Unterdruck startest und diesen, sofern er von Deinem Kunden gut vertragen wird, nach und nach erhöhst.

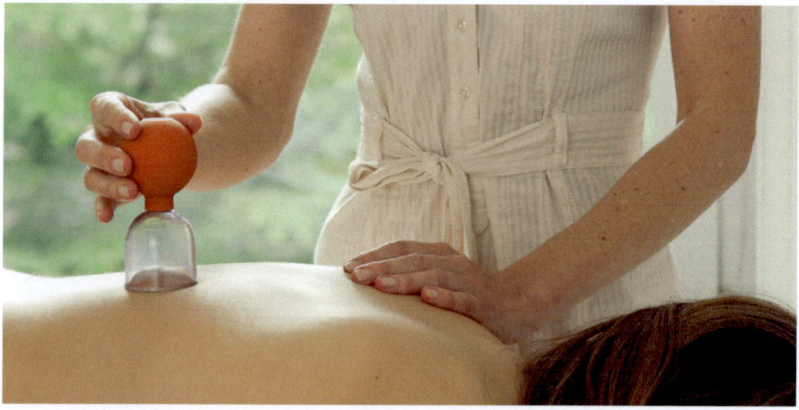

3) Massage wirken lassen: Die Massagedauer fällt, je nach Unterdruckstärke und Ort der Anwendung unterschiedlich aus. In der Regel kannst Du hier hierfür jedoch etwa zehn bis 20 Minuten einrechnen. Wenn die Haut unter dem Glas anfängt, sich rötlich oder bläulich zu verfärben und sich ein Hämatom bildet, dann nimmst Du das Glas ab. Die Hämatombildung ist jedoch kein Hinweis auf eine fehlerhafte

Behandlung: Ganz im Gegenteil, dies ist sogar aus therapeutischer Sicht erwünscht.

4) Massage: Nachdem Du sämtliche Schröpfgläser entfernt hast, werden die jeweilige, behandelten Körperstellen massiert. Auf diese Weise sollen sich die dort gelösten Schlackstoffe zu den Lymphknoten bewegen, wo sie zersetzt und abgebaut werden.

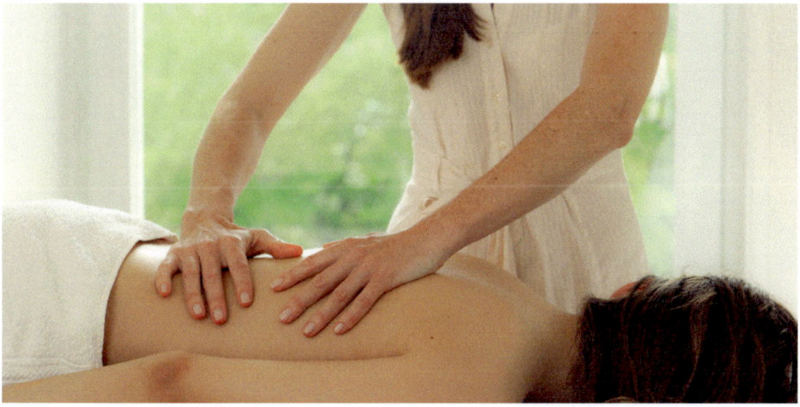

5) Ruhen: Anschließend sollte Dein Kunde zumindest eine kurze Nachruhe abhalten.

Behandlung – Ablauf der nicht trockenen Schröpfmassage

Diese Methode differenziert sich vom trockenen Schröpfen dadurch, dass Du die Schröpfgläser bewegst. Das nicht trockene Schröpfen wird vor allem bei einem schmerzenden Rücken sowie zur Meridian-Aktivierung eingesetzt. Zudem ist diese Variante wesentlich intensiver, sodass Du pro Sitzung lediglich drei bis fünf Minuten einplanen solltest. Auch hier gilt, dass es besser ist, mit einem schwachem Vakuum zu starten und dieses langsam zu erhöhen.

1) Einölen des Körpers mit Massageöl: Damit die Schröpfgläser besser auf der Haut gleiten, wird diese zunächst gut eingeölt. Hierfür bietet sich ein qualitativ hochwertiges Massageöl mit einem ansprechendem Duft an.

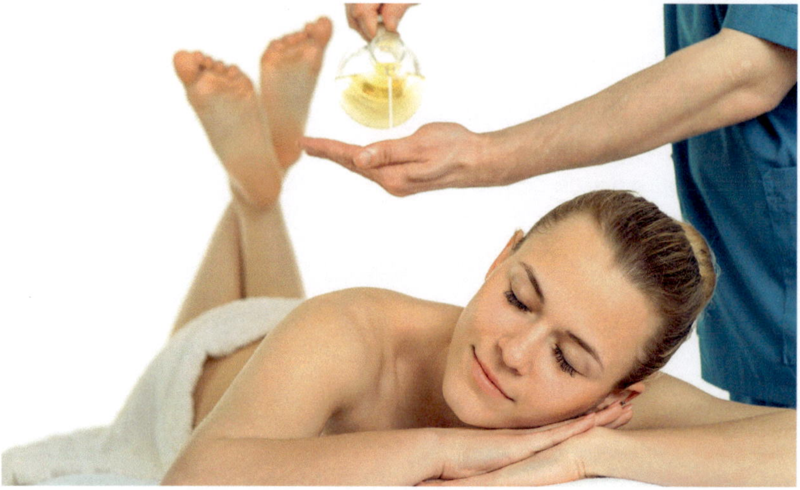

2) Anbringung und Massage: Damit sich das Glas leicht über die eingeölte Haut Deines Kunden ziehen lässt, wählst Du am besten ein Modell mit einer sehr großen Fläche. Anschließend nimmst Du das festgesaugte Glas, in dem zuvor ein schwaches Vakuum erzeugt wurde, und ziehst es mit gleichmäßigen, langen Bewegungen über die betreffende Stelle, wie etwa den Rücken, Deines Kunden. Sollen mit der Massage Rückenschmerzen gelindert werden, dann wird das Glas immer parallel zur Wirbelsäule bewegt. Zudem ist es wichtig, dass Du

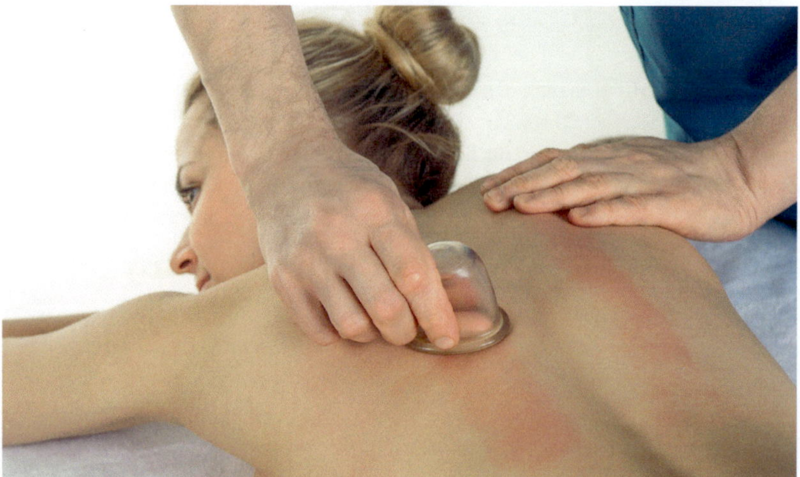

auf keinen Fall über die Wirbel gleitest, sondern fortlaufend daneben bleibst. Die Bewegungen sorgen dafür, dass sich die Haut Deines Kunden rötet. Erfahrene Masseure kennen sich bei beiden Schröpfarten genau mit den jeweiligen Schröpfbahnen aus.

3) Ruhen: Wie ebenfalls bei der trockenen Schröpfmassage sollte Dein Kunde auch hier eine kurze Zeit der Nachruhe einhalten.

5.7.6 Wirkungsweisen

Die Schröpfmassage bietet vielfältige, positive Wirkungsweisen wie etwa:

- Steigerung der Durchblutung
- Lösen von Muskelverspannungen
- Anregung des Stoffwechsels und Lymphflusses

Außerdem ist sie hilfreich bei:

- Kopf- und Nervenschmerzen
- Nierenleiden
- Störung der Verdauung

5.7.7 Kontraindikationen

Doch auch hier sollten etwaige Kontraindikationen beachtet werden. So solltest Du die Schröpfmassage beispielsweise nicht anwenden bei:

- schweren Erkrankungen des Herzens
- allergischen Hautveränderungen
- Hautverletzungen
- bestehender Schwangerschaft
- Gerinnungsstörungen
- Einnahme von Blutverdünnern

Am besten sollte Dein Kunde auch vor Durchführung der Schröpfmassage vorab mit seinem Arzt besprechen, ob etwaige Kontraindikationen bestehen.

5.8 Gua Sha Massage

Die Gua Sha Massage stammt aus der traditionellen chinesischen Medizin (TCM). Hier wird eine spezielle Schabe-Technik verwendet, die mit den verschiedensten, positiven Wirkungen begeistert. Durch die Schabetechnik wird Blut in das betroffene Gewebe geleitet, es können dadurch Hämatome entstsehen, es erfolgt daraufhin eine Reaktion des Imunsystems und über das Lymphsystem sollen am Ende der Anwendung die krankmachenden Faktoren aus dem Körper abgeleitet werden.

5.8.1 Geschichte und Definition

Die Gua Sha Massage ist in der TCM ein fest etabliert Bestandteil. Während diese besondere Massageart dort bereits seit Langem praktiziert wird, ist sie innerhalb von Deutschland sowie in Europa noch eher unbekannt.

Die Bezeichnung setzt sich aus den beiden Wörtern „Gua“, was „kratzen“ oder „reiben“ bedeutet und „Sha“, „Sand“, zusammen, wobei dies gleichbedeutend mit einer Rötung der Haut ist. Der Hintergrund hierfür ist, dass bei der Gua Sha Massage die Haut mit einem Hilfsmittel abgeschabt wird. Oftmals handelt es sich hierbei zwar beispielsweise um einen Horn- oder Jadeschaber, es können jedoch auch andere Werkzeuge, wie etwa Gläser, simple Löffel oder auch ein abgerundetes Büffelhorn zum Einsatz kommen. Letzteres wurde ursprünglich zur Durchführung der Gua Sha Massage verwendet.

Wichtig ist, dass der Körper vorab gut mit einem hochwertigen Massageöl eingerieben wird.

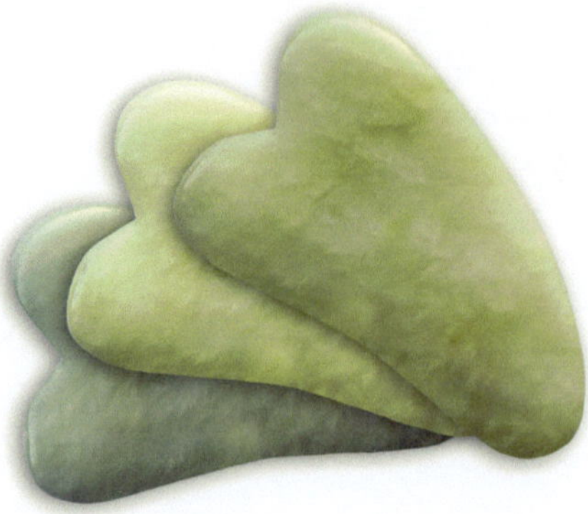

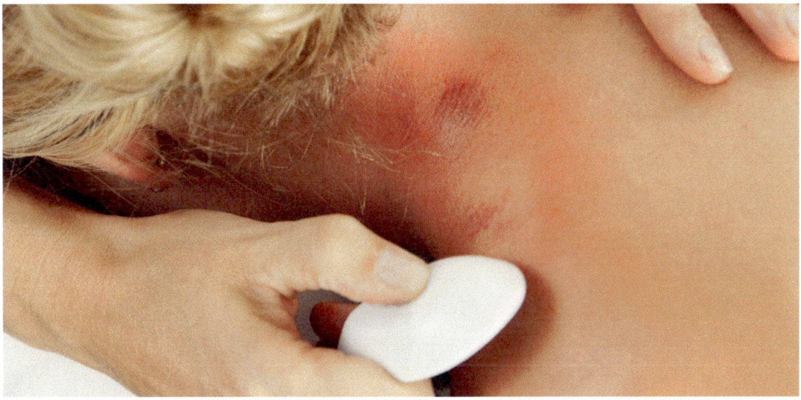

Das Schaben und Reiben erweckt zumeist einen sehr unsanften, schmerzhaften Eindruck, was jedoch nicht den Tatsachen entspricht: Die Gua Sha Massage ist absolut schmerzfrei und bietet nicht nur eine hohe Effektivität, sondern ebenfalls eine Vielzahl an wohltuenden Wirkungsweisen.

5.8.2 Anwendungsgebiete

Die Anwendungsgebiete der Gua Sha Massage sind sehr vielseitig. So wird sie zum Beispiel bei den folgenden Beschwerden und Maßnahmen eingesetzt:

- Durchblutungsstörungen
- Depressionen
- Blutdruck-Störungen: Hypotonie, Hypertonie
- Verspannungen
- Menstruationsbeschwerden
- Verstopfung und Völlegefühl
- Beschwerden des Bewegungsapparates
- Immunsystem-Aktivierung
- Prophylaxe

5.8.3 Durchführung

Mithilfe eines Schabers reibst Du die Haut Deines Kunden ab. Dabei kann es zwar zu Rötungen und blauen Flecken kommen, die Behandlung selbst ist jedoch, wie gesagt, schmerzfrei.

5.8.4 Vorbereitung

Auch bei der Gua Sha Massage richtest Du den Behandlungsraum so ein, dass er wunderbar entspannend und erholsam wirkt. Angenehme Düfte, leise Musik, Kerzen und Ähnliches sorgen hier für eine absolute Wohlfühl-Atmosphäre.

Bevor die Behandlung beginnt, reibst du den zu massierenden Bereich gut mit einem speziellen Massageöl ein. Oftmals finden beispielsweise Öle auf Johanniskrautbasis, oder auch Tigerbalm Anwendung. Die jeweils verwendeten Öle sollen eine belüftende Wirkung auf die Meridiane ausüben, und zudem für eine Lockerung von Blockaden und eine Erfrischung des Blutes sorgen.

5.8.5 Behandlung

Die Gua Sha Massage kann als Ganzkörpermassage ebenso angewendet werden, wie als Teilmassage. Bei zuletzt genanntem wird oftmals das Gesicht massiert, wobei die Behandlung in diesem Bereich etwas sanfter ist.

- Die Massage beginnt damit, dass Du die abgerundete Schaberkante auf die Haut Deines Kunden drückst und diesen anschließend über die Meridiane und Muskeln ziehst. Dies führst Du so lange fort, bis es aufgrund der Reibung zu einer Hautrötung kommt. Auf diese Weise sollen die verschiedensten Körperabfälle aus dem Körper hinaus geleitet und die Lymphe aktiviert werden. Ebenso kommt es gemeinhin zu einer Verbesserung des Immunsystems. Zusätzlich wird die Entspannung gefördert.

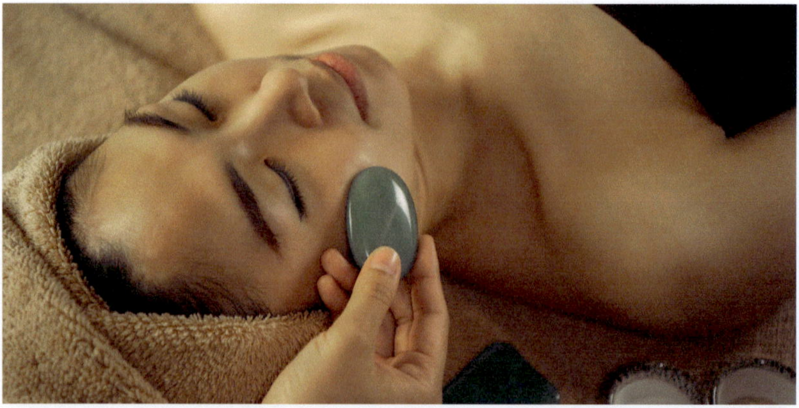

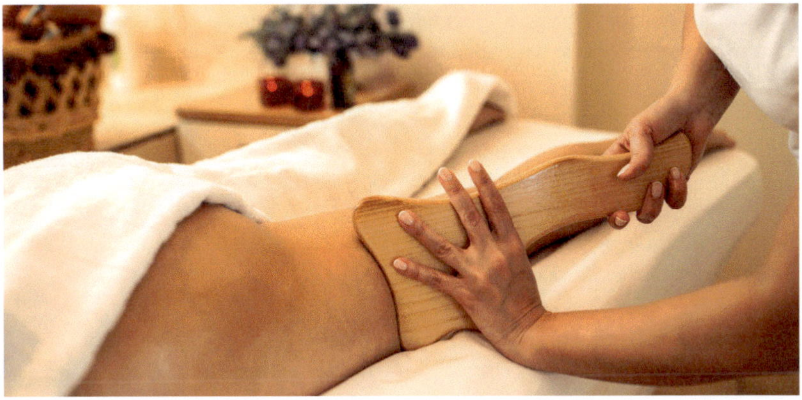

- Durch die Gua Sha Massage erfährt die Haut Deines Kunden jedoch nicht nur eine oberflächliche Reizung. Es ist durchaus möglich, dass man dadurch Gewebe-Verklebungen reduziert, einer Blutstagnation vorgebeugt und Verhärtungen löst. Erkennbar ist dies etwa an dunkelroten Knötchen, die ein blutgerinnselartiges Aussehen aufweisen. Dabei gilt: Desto dunkler diese sind, umso mehr Giftstoffe sind im Körper Deines Kunden.

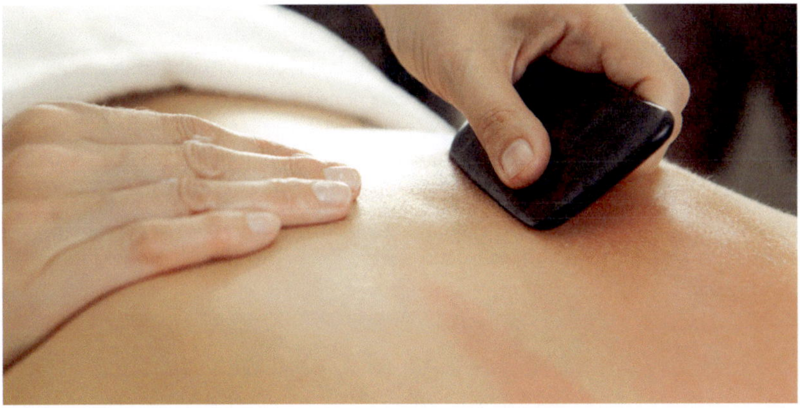

- Anschließend werden die diversen Gefäßveränderungen von Dir punktuell ausmassiert.

Achtung: Die Rötungen können bis zu vier Tage auf der Haut sichtbar sein. Aufgrund dessen ist es sicherlich am besten, wenn Du Deinen Kunden hierüber vorab aufklärst.

Je öfter die Gua Sha Massage angewendet wird, desto weniger intensiv fallen die Hautrötungen aus, da es so möglich ist, etwaige Stauungen deutlich schneller abzubauen.

5.8.6 Ruhen und Veränderungen

Nach Beendigung der Massage kommt es oftmals zu Müdigkeit, sodass Dein Kunde abgedeckt einige Zeit nachruhen sollte.

Neben den bereits erwähnten Hautrötungen bilden sich zudem oftmals blaue Flecken. Des Weiteren findet ebenfalls eine Förderung der Durchblutung und des Stoffwechsels statt, sodass Dein Kunde unter Umständen vermehrt den Gang zur Toilette antritt. Außerdem kann es geschehen, dass sich Stuhl und Urin verändern und eventuell eine dunklere Farbe und/oder einen stärkeren Geruch aufweisen. Hierbei handelt es sich jedoch um positive Veränderungen, die aufgrund der Entgiftung des Körpers und des Ausspülens der Schlacke zustande kommen.

Aufgrund dessen ist es ebenfalls wichtig, dass Dein Kunde nach der Behandlung ausreichend Tee oder Wasser trinkt.

Durch die Veränderung des Stoffwechsel kommt es im Allgemeinen zu einer verstärkten Ausschüttung von Endorphine, sodass Deine Kunden in der Regel einige Tage nach der Massage nicht nur eine deutlich bessere Stimmung besitzen, sondern sich ebenfalls ein herrliches Wohlgefühl einstellt.

Für eine Rücken-Massage werden üblicherweise etwa 30 Minuten eingerechnet. Eine weitere Gua Sha Massage empfiehlt sich dann, wenn die diversen Einblutungen nicht mehr vorhanden sind und somit eine Verstoffwechselung stattgefunden hat.

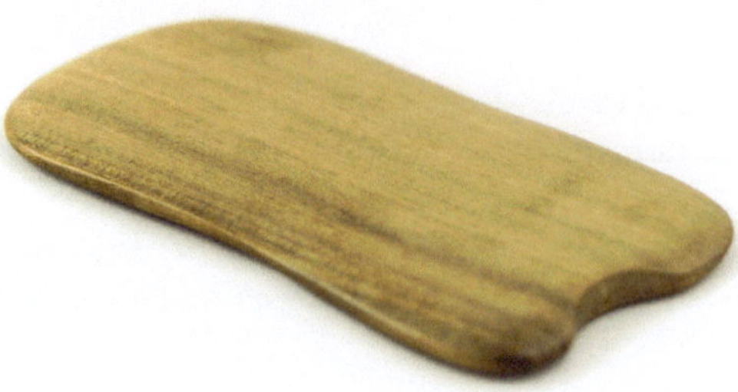

5.8.7 Wirkungsweise

Gua Sha bietet eine Vielzahl an wohltuenden Wirkungsweisen. Dazu zählen unter anderem:

- Linderung von Nacken- und Schulterschmerzen
- Ausleitung von Schadstoffen
- Anti-Aging-Effekt
- Lösen von Verspannungen
- Anregung des Stoffwechsel
- Entspannung der Bänder und Sehnen
- Verbesserung des allgemeinen Wohlbefinden

5.8.8 Kontraindikationen

Bei Vorhandensein folgender Kontraindikationen sollte von einer Gua Sha Massage beispielsweise besser abgesehen werden:

- Schlaganfall
- starke Herz-/Kreislaufbeschwerden
- Störung der Blutgerinnung beziehungsweise bei Einnahme von blutverdünnenden Medikamenten
- Verstauchungen
- Verletzungen
- über Implantaten
- über Veränderungen der Haut

Am besten rätst Du auch hier Deinem Kunden, vorab einen Arzt aufzusuchen, um etwaige Kontraindikationen auszumachen und abklären zu lassen, ob die Gua Sha Massage problemlos ausgeführt werden kann.

5.9 Shiatsu-Massage

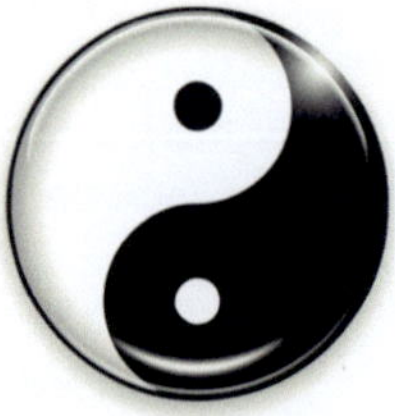

Die fernöstliche Shiatsu-Massage ist nicht nur wohltuend und entspannend, sondern übt zugleich eine heilsame Wirkung auf den menschlichen Organismus aus. Heute ist die Massage auch in Deutschland sehr beliebt und wird mittlerweile in vielen guten Massagesalons und Massagepraxen angeboten.

Wird die Shiatsu-Massage z. B. mit einem Video professionell erlernt, ist der Masseur in der Lage, körperliche Beschwerden mit seinen Händen zu ertasten und mittels einer Shiatsu-Massage zu behandeln (oder präventiv zu beeinflussen), die in etwa vergleichbar mit einer Akupressur ist.

5.9.1 Geschichte der Shiatsu-Massage

Shiatsu entspricht dem japanischen Wort „Fingerdruck". Es wird sanfter Druck auf bestimmte Körperpartien ausgeübt. Ziel ist es, Energieblockaden im Körper aufzuspüren und diese gezielt zu beseitigen.

Energieblockaden können die Ursache für folgende Beschwerden sein:

- Rückenschmerzen
- Gelenkschmerzen
- Verdauungsstörungen
- Schlafstörungen
- Atemwegserkrankungen
- Potenzstörungen
- Burnout

Wie diese Energieblockaden entstehen, erklärt die chinesische Heilkunde, die der Ursprung für die Shiatsu-Massagetechniken ist. Laut dieser ist der gesamte menschliche Körper von Energielinien durchzogen. Sie verlaufen unter der Haut und verbinden Drüsen und Organe. Schädliche Einflüsse wie beispielsweise falsche Ernährung, Stress, Alkohol, falsche Bewegungen, falsches Sitzen etc. können diese Energielinien blockieren, so dass die Energie im Körper nicht mehr ungehindert fließen kann.

Auch in der Esoterik wird oft von Energieblockaden gesprochen. Für Blockaden werden beispielsweise Ursachen wie Traumata, Lebens- und Schicksalsschläge, Kränkungen, Enttäuschungen, Ängste und Druck verantwortlich gemacht. Mittlerweile gelangen auch immer mehr westliche Mediziner zu der Überzeugung, dass Körper und Geist eine Einheit bilden, und setzen sich für die ganzheitliche Behandlung ihrer Kunden ein. Wird der Körper geheilt, hat dies auch eine positive Auswirkung auf die Seele und umgekehrt. Dies erklärt auch, weshalb Shiatsu-Massagen z. B. erfolgreich bei einem Burnout-Syndrom eingesetzt werden.

5.9.2 Geschichte und Anwendung der Shiatsu-Massage

Die Shiatsu-(Wellness)-Massage wurde Anfang des 20. Jahrhundert in Japan entwickelt. Viele Elemente des Shiatsu entstammen der chinesischen Tuina-Massage. Hinzu kamen diverse Massagetechniken und Anwendungen aus dem Wellnessbereich.

Ein Unterschied zur herkömmlichen Massage ist, dass weniger mit Muskelkraft gearbeitet wird. Es wird viel mehr das eigene Körpergewicht eingesetzt. Es soll eine körperlich-energetische Beziehung zum Kunden hergestellt werden, die notwendig ist, um die energetischen Blockaden wirklich lösen zu können.

Ursprünglich wurde Shiatsu auf einer Matte am Boden praktiziert. Heutige Shiatsu-Masseure verwenden spezielle Massagestühle und Massageliegen. Einige massieren aber auch auf einer Art Futon, ganz traditionell auf dem Boden. Jeder Kunde hat seine eigenen Vorlieben. Ein älterer Mensch wird sich beispielsweise vielleicht lieber auf eine Massageliege als auf den Fußboden legen. Diesem Umstand haben sich die Masseure angepasst. Sie sorgen dafür, dass die Massage als angenehm empfunden wird, dass der Kunde angenehm liegt und sich entspannen kann.

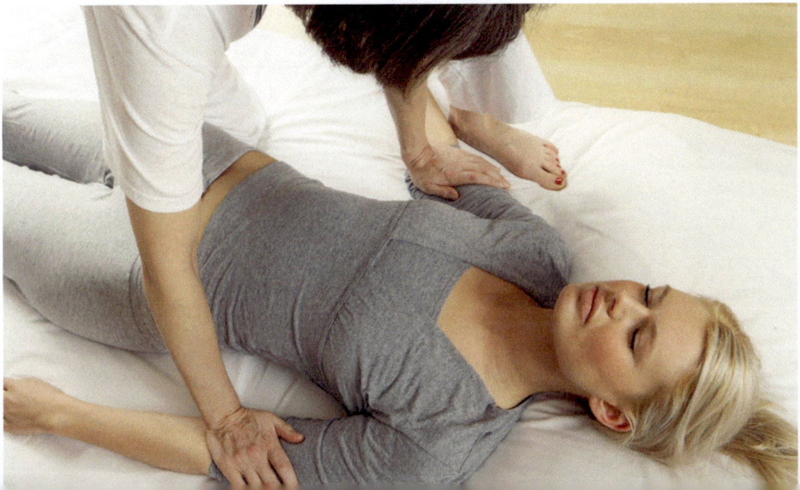

5.10 Baby-Massage

Die präventive Babymassage zählt zu den beliebtesten Wellnessanwendungen und wird in sämtlichen Kulturkreisen der Welt praktiziert. Sie vermittelt den Säuglingen auf sanfte Art Werte wie Geborgenheit, Vertrauen und Liebe, während die gezielten Grifftechniken seine geistige, soziale sowie körperliche Entwicklung positiv beeinflussen. So erhält das Kind den optimalen Start in das Leben und wird sowohl präventiv als auch bei vorliegenden Beschwerden nachhaltig therapiert. Sie eignet sich für Neugeborene bis hin zu Kleinkindern und lässt sich von engen Familienmitgliedern anwenden, um die Bindung zu dem Baby zu stärken.

5.10.1 Herkunft und Geschichte der Massage

Die Babymassage beruht auf einer langjährigen Entstehungsgeschichte, die ursprünglich in Indien begann. Dort gab es eine entsprechende Praktik schon seit unzähligen Generationen als klassischen Bestandteil des Ayurveda. Ihre landestypische Bezeichnung war „Kumara Abhyanga“. Unter diesem Namen überlieferten die indischen Urvölker sie an ihre Nachkommen und wandten die Massagegriffe bei den Säuglingen der Familie, des engsten Bekanntenkreises und innerhalb ihres Dorfes an.

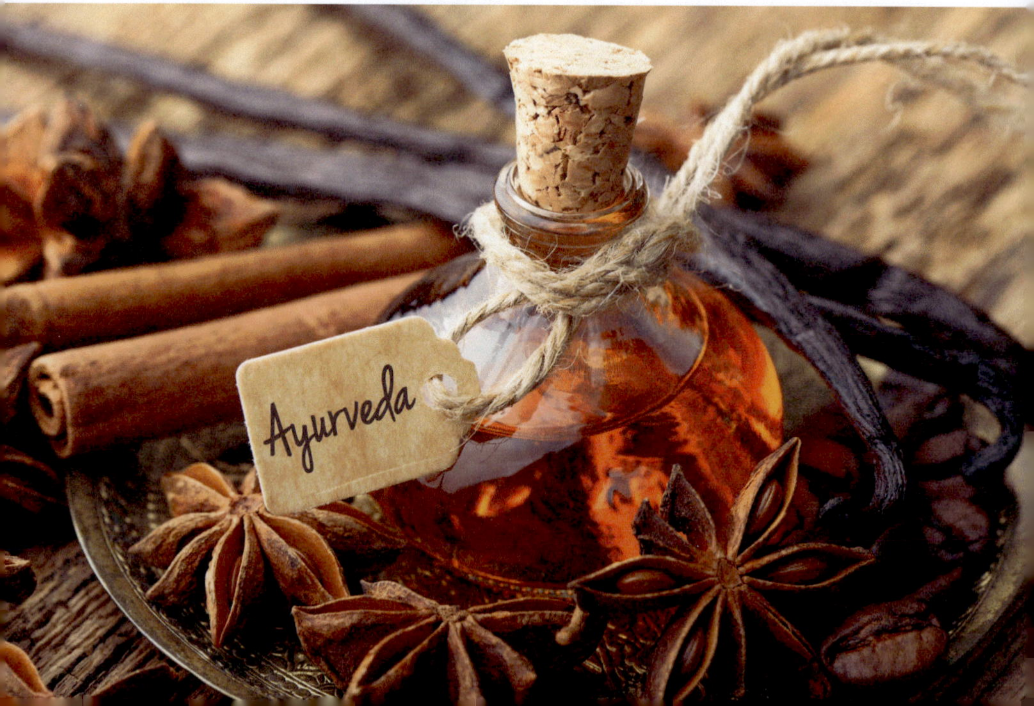

Sämtliche Techniken waren dabei von Kultur zu Kultur unterschiedlich, was auch an den Kasten lag. Obendrein zeigten sich frühe Formen der Babymassage in weiteren Völkergruppen aus Asien, Russland, bei den Eskimos und in Afrika, wo die Gelehrten und Stammesältesten die Neugeborenen mit den wohltuenden Praktiken behandelten, um eine gesunde körperliche und geistige Entwicklung zu fördern sowie Krämpfe, Koliken oder eine allgemeine Unruhe zu lindern.

5.10.2 Indikation und Kontraindikationen

Die Babymassage kann den Kindern auf vielfältige Weise helfen, ihre Vitalität zu stärken und sich zu einem gesunden, aktiven Menschen zu entwickeln. Ihre tiefgehende, ganzheitliche Wirkung zeigt sich sowohl als Prävention, um das Neugeborene bei seinem Start in das Leben positiv zu unterstützen als auch bei vorhandenen Beschwerden. Infolgedessen dient die Anwendung keineswegs nur der Entspannung oder einem Augenblick der tiefen Verbundenheit zwischen Baby und Eltern.

Mehr als ein Moment der Erholsamkeit

Die präventive Babymassage wird ebenfalls seit Generationen bei kränkelnden Säuglingen in sämtlichen Kulturkreisen angewandt. In dem Zusammenhang lässt sich die Massage daher bei verschiedenen Symptomen einsetzen, darunter gegen:

- Verstopfung, Koliken oder übermäßige Blähungen
- Schlafstörungen und allgemeine Unruhe
- muskuläre Verspannungen oder schwache Muskulatur
- Gelbsucht
- Untergewicht oder Gewichtsstörungen
- Magenschmerzen
- Atemprobleme
- vermehrtes Weinen
- ein schwaches Immunsystem
- einen unausgeglichenen Muskeltonus
- Durchblutungsstörungen

Somit hat die Babymassage eine große Zielgruppe, die Neugeborene bis hin zu Kindern von 12 Monaten und älter anspricht. Gerade Frühchen haben jedoch einen besonderen Nutzen von der Massage, denn sie fördert die raschere Gewichtszunahme.

Hinweis: Eine Babymassage ersetzt NICHT die medikamentöse oder ärztlich begleitete Behandlung bei ernsten Erkrankungen. Bevor eine entsprechende Anwendung praktiziert wird, sollte bei bestehenden Symptomen stets ein Arzt konsultiert werden!

Kontraindikationen beachten

Eine Massage für Babys sollte ein positives Erlebnis sein, das den Säugling in seiner Entwicklung und Gesundheit stärkt. Darum darf die Anwendung nur erfolgen, wenn das Kind dazu bereit ist. Zwang oder Druck sind strikt verboten, weshalb die Praktik eingestellt werden muss, falls sich das Baby mit den ungewohnten Berührungen nicht wohlfühlt. Auch bei vorliegenden Erkrankungen wie grippalen Infekten, Fieber oder Entzündungsprozessen sollte die Massage nicht durchgeführt werden. Das Risiko, die Selbstheilungskräfte des Körpers zu hemmen und eine damit verbundene Verschlechterung des Allgemeinzustands zu riskieren, ist nicht absehbar. Grundsätzlich empfiehlt es sich, die Massage an dem Kind zu orientieren.

Hinweis: Vor Beginn der Babymassage sollte Rücksprache mit einem Arzt gehalten werden. Vor allem dann, wenn das Kind krank gewesen ist.

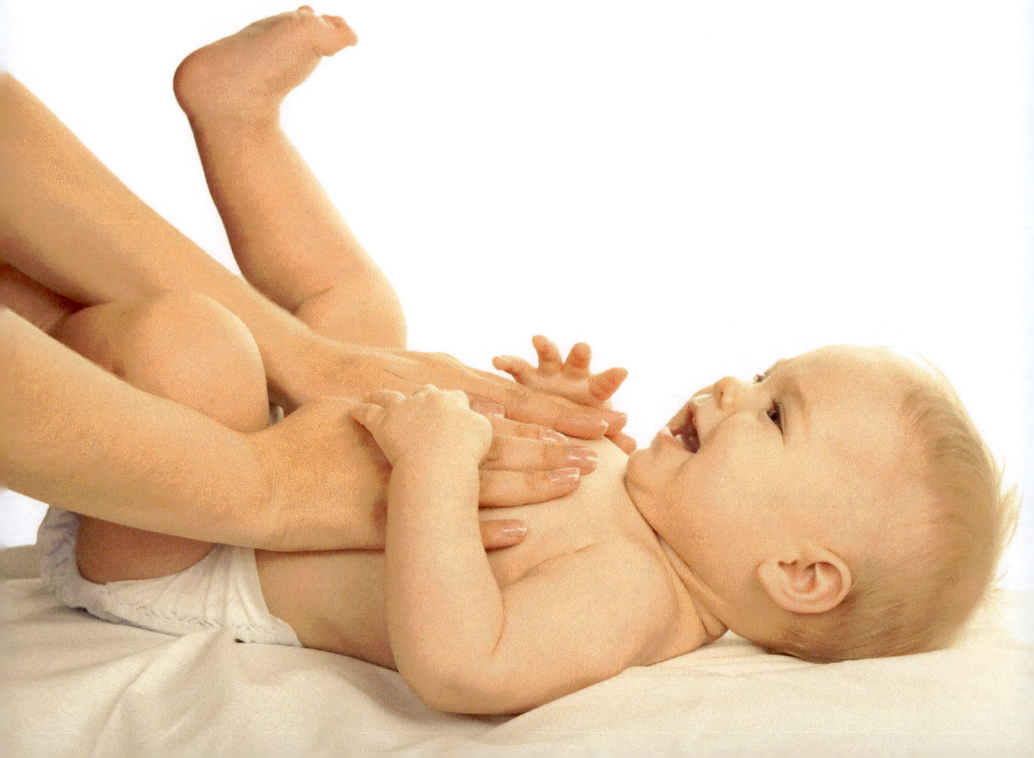

Es nimmt sie besser an, wenn es sich gut fühlt und gesund ist. Sobald also eine unruhige Nacht zurückliegt, das Baby erste Symptome einer bevorstehenden Erkrankung zeigt oder generell unleidlich ist, würde die Babymassage keinen Sinn machen. Ebenso kann sie nicht durchgeführt werden, insofern das Neugeborene unter schweren Hauterkrankungen leidet, die sich durch den stetigen Kontakt schmerzhaft darstellen würden. Befindet sich das Kind wiederum in der Genesungsphase, wäre es ratsam die Massage auszusetzen, bis der Säugling wieder einen stabilen Allgemeinzustand erreicht hat.

5.10.3 Bedeutung für die soziale Bindung

Bei der Babymassage profitieren nicht nur die Vitalität und Entwicklung des Kindes. Die einfühlsame Praktik hat auch einen Mehrwert für das Sozialverhalten des Säuglings und die enge Verbindung zu der Familie. In dem Zusammenhang wirkt sich die Anwendung auf vielfältige Weise positiv aus.

- Das Vertrauensverhältnis zu allen Familienmitgliedern
- Gewollte Berührungen
- Zweisamkeit
- Liebe zeigen
- Die nonverbale Kommunikation
- Ein Gefühl von Sicherheit
- Eine verbesserte Wahrnehmung
- Verknüpfung mit positiven Erfahrungen

5.10.4 Was ist eine Babymassage?

Die Babymassage ist ein Entspannungsverfahren mit langjähriger Tradition, welches nach dem Konzept des Ayurveda bei den indischen Urvölkern entstand. Durch den Mediziner Frédérick Leboyer in den 70ern nach Europa gebracht, entwickelte sich die Anwendung zu einer international anerkannten Wellnessmethode.

Im Mittelpunkt steht die ganzheitliche Erholung des Kindes, wobei gleichzeitig dessen körperliche, geistige und soziale Entwicklung gefördert werden soll.
Die präventive Babymassage wirkt dafür auf lokaler, mentaler sowie physischer Ebene. Sie schärft die Wahrnehmung, dient als alternative Kommunikationsbasis und eignet sich als Präventivmaßnahme für ein gesteigertes Wohlbefinden oder als begleitende Therapie bei Krankheitssymptomen wie Koliken,

Verdauungsproblemen und Schlafstörungen. Sie harmonisiert den Muskeltonus und weckt positive Gefühle in dem Kind, solange sie nicht während eines Infekts oder anderen Krankheitserscheinungen angewandt wird.

Insbesondere die soziale Bindung zu den engsten Familienmitgliedern profitiert von der Babymassage, denn jene festigt das Band zwischen Eltern und Kind, schafft Vertrauen sowie Raum für Zweisamkeit. Ferner vermittelt die Anwendung dem Neugeborenen, dass es sicher ist und geliebt wird. Gerade für Väter, Großeltern oder andere wichtige Personen im Leben des Säuglings könnte dieser Moment der Erholsamkeit wertvoll sein, um die Verbundenheit zu dem Baby aufzubauen, die bei Müttern durch die Schwangerschaft bereits vorhanden ist.

Die sanften Grifftechniken schütten obendrein Oxytocin aus, was die Milchproduktion von stillenden Frauen anregt und hilft, Depressionen nach der Geburt zu vermeiden.

5.10.5 Die richtigen Produkte

Die Wahl des Equipments nimmt bei der präventiven Babymassage einen hohen Stellenwert ein. Ein Artikel, der dabei nicht fehlen darf, ist das Massageöl. Jenes begünstigt, dass die angewandten Grifftechniken fließend ineinander übergehen und dem Baby einen tiefenwirksamen Wohlfühlmoment bescheren. Ferner dient das Öl dazu, die Haut des Kindes während der Massage zu pflegen und zu schützen.

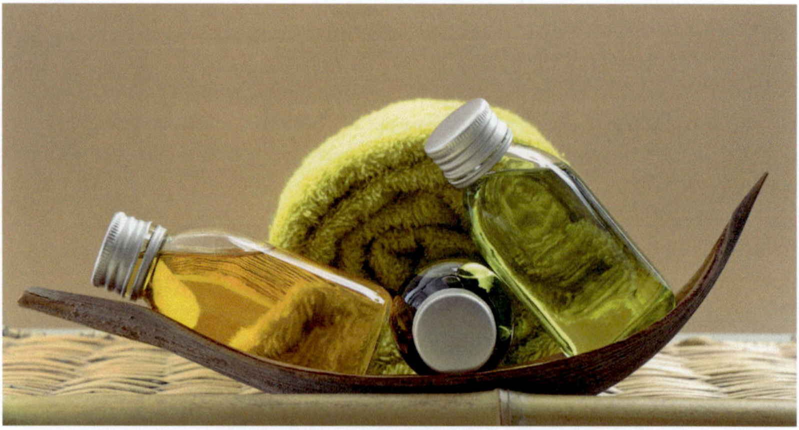

Kennzeichnen hochwertiger Massageöle

Auch wenn es, wie bereits erwähnt, meist eine subjektive Entscheidung ist, welches Öl genutzt wird, finden sich doch einige Kriterien, an denen sich der Kauf des Artikels orientieren kann. Ein angemessenes Produkt überzeugt infolgedessen durch:

- vegane Inhaltsstoffe
- den Verzicht auf Konservierungs- oder Duftstoffe
- dermatologisch-getestete Hautverträglichkeit
- natürliche Schutzfunktion

Die richtigen Massageöle für Babyhaut

Am besten eignen sich sogenannte Basisöle, die nur aus pflanzlichen Inhaltsstoffen bestehen, fetthaltig und kaltgepresst sind.

Definition: Als Basisöle werden Ausführungen bezeichnet, die als fetthaltige Pflanzenöle hergestellt wurden und aus verschiedenen Früchten sowie Samen gewonnen werden.

Bezogen auf die Auswahl bietet der Massagesektor dazu verschiedene Produkte mit erstklassiger Zusammensetzung. So finden sich unter anderem:

- Mandelöl
- Olivenöl
- Jojobaöl
- Calendulaöl
- Sesamöl
- Senföl

5.10.6 Die Haltung des Kindes

Die Art, wie das Baby gebettet wird, prägt den gesamten Massageverlauf und sollte immer einen hohen Stellenwert einnehmen. Ausschlaggebend ist:

- die gesunde Wirbelsäulenlagerung
- dass keine Überstreckung der Nackenpartie einsetzt
- dass das Baby die ganze Zeit über sicher liegt
- dass Arme und Beine nicht verrenkt werden
- dass das Kind nicht in eine Position hineingedrängt wird

Der Säugling sollte entspannt auf dem Rücken liegen, Arme und Beine entspannt neben dem Körper positionieren oder sie frei bewegen können. Der Kopf lagert nach Möglichkeit gerade, damit die Wirbelsäule eine Linie bildet. Zugleich ist es von großer Bedeutung eine Haltung zu wählen, bei der das Baby Blickkontakt zu der massierenden Person hat.

Säuglinge orientieren sich an den vertrauten Menschen, während der Augenkontakt auch für die massierende Person unverzichtbar ist, sodass wirklich eine konstante Verbindung hergestellt und auch eine eventuelle Veränderung in dem Ausdruck des Kindes frühzeitig erkannt werden kann.

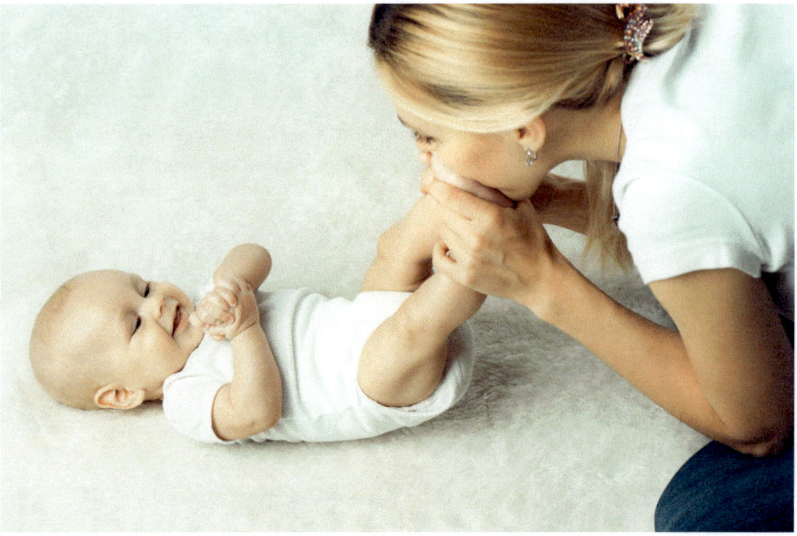

Abschließend sollte klar sein, dass auch die Vorkehrungen rund um die Anwendung keinem allgemein-gültigen Prinzip folgen. Sie müssen sich in erster Linie an das Kind und dessen individuelle Voraussetzungen anpassen. Hierbei ist die Mithilfe der engsten Bezugspersonen enorm wichtig. Nur sie kennen die Bedürfnisse des Säuglings, erleben ihn im Alltag und können Ambiente, Haltung, Rahmenbedingungen sowie Zeitpunkt gezielt danach auswählen.

5.10.7 Grundlegende Kriterien für die Massage

Bei einer präventiven Babymassage kommt es vor allem auf Feingefühl und Fach wissen an, doch es gehört auch Geduld zu der Anwendung, weil sie sich nicht planen lässt. Im Zentrum steht das Wohlgefühl des Kindes, weswegen jede Massage zwei Grundregeln folgen sollte, nämlich:

- Mit dem Kind statt an dem Kind Das Baby gibt bei der Massage die Richtung vor. Nur seine Bereitschaft, die Grifftechniken anzunehmen, zählt. Daher werden jene Anwendungen nicht an dem Kind vollzogen, sondern mit ihm als Einheit.
- Die Massagerichtungen beachten Alle Bewegungen verlaufen in ausleitender Richtung, das bedeutet vom Kopf beginnend in Richtung der Extremitäten oder bezogen auf die jeweiligen Körperbereiche von der Körpermitte zu der Außenseite des Körpers.

Hinweis: Insofern die Durchblutung des Kindes durch die Massage gesteigert werden soll oder es eine der Grifftechniken explizit vorsieht, ist das Massieren von herzfern zu herznah wichtig. Auf diese Weise erhält das Herz eine direkte Unterstützung darin, das Blut leichter durch den Körper zu pumpen.

5.10.8 Ergänzende Rahmenbedingungen

Ferner finden sich einige Aspekte, die vor dem Beginn der Babymassage stimmen müssen. Hierfür empfiehlt es sich, eine Art Checkliste zu verfassen, damit auch kein wichtiger Punkt außer Acht gelassen wird. Sie könnte wie folgt aussehen:

- Kontrollieren Sie die Raumtemperatur
- Kommunizieren Sie mit dem Baby und erklären Sie, was mit ihm geschieht
- Wärmen Sie das Massageöl kurz an
- Legen Sie die passenden Unterlagen zurecht (wasserfest)
- Schaffen Sie dem Kind eine ruhige Atmosphäre
- Wählen Sie die richtige Hintergrundmusik oder singen Sie
- Ziehen Sie das Baby bis auf die Windel aus
- Achten Sie auf eine angenehm-warme Temperatur Ihrer Hände
- Warten Sie den optimalen Moment ab

5.10.9 Die Babymassage ausführen

Die Anleitung zur Babymassage wurde anhand unseres Lernvideos verfasst und orientiert sich demzufolge an dessen Ablauf. Somit sollen Ihnen die Informationen und grundlegenden Techniken der Anleitung verdeutlicht werden. Bedenken Sie aber, dass eine präventive Babymassage äußerst facettenreich ist und deshalb in der Praxis variieren kann.

Übungen, Reihenfolge und Dauer sind abhängig von dem Baby sowie dessen Bedürfnissen. Folglich können Sie die unten stehenden Praktiken durch weitere Elemente vervollständigen oder abwandeln. Außerdem sollten während der Durchführung einzelner Abläufe 2–3 Wiederholungen jeder Bewegung stattfinden.

Die Vormassage eröffnet nach dem Anamnesegespräch die Anwendung und dient dazu, das Kind auf die Grifftechniken einzustimmen sowie sich selbst mit der Babymassage vertraut zu machen. Die erste Übung wird als „nah und fern“ bezeichnet.

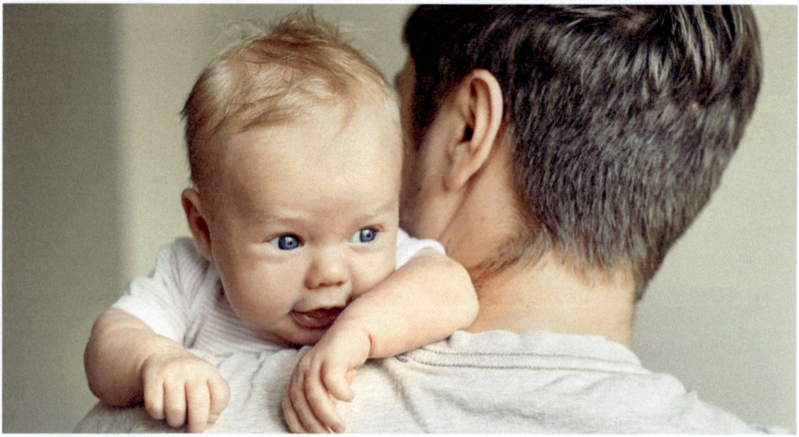

- Nah und Fern
- Berg- und Talbahn
- Hoch und runter
- Fliegen
- Mamas/Papas Körper

Massage für Kopf und Gesicht: Die eigentliche Babymassage fängt im Bereich von Kopf und Gesicht an. Legen Sie das Kind sicher auf den Rücken, wo es eigenständig liegen darf, und streichen Sie sanft über dessen Kopf. Somit kann sich das Baby langsam an die ungewohnten Berührungen gewöhnen.

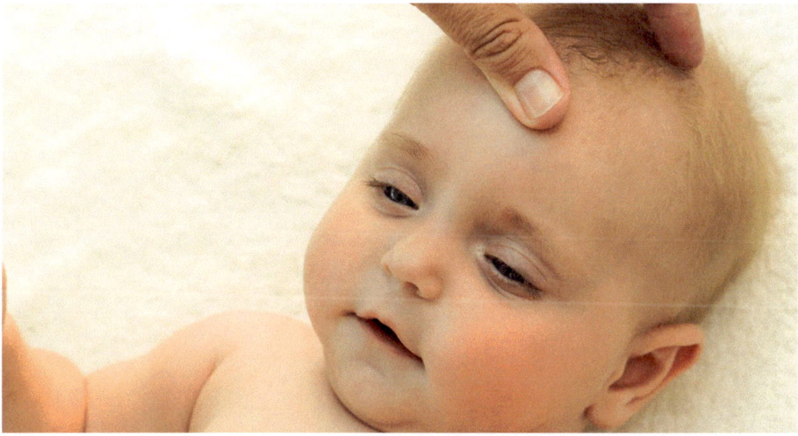

- Der Kopf: Ölen Sie nun den Kopf mit tätschelnden Bewegungen der flachen Hand sanft ein. Beginnen Sie danach, den Kopf zu „shampoonieren" und führen Sie ganz behutsame Bewegungen aus, die an das Haare waschen erinnern. Streichen Sie dann in Richtung der Ohren und massieren Sie auf beiden Seiten gleichzeitig die Ohrkörper sowie ganz vorsichtig auch die Ohrläppchen.
- Die Stirn: Anschließend lassen Sie Ihre Hände behutsam über die Stirn gleiten. Verfahren Sie immer von der Mitte nach links und rechts, wenden Sie keinen Druck an. Mindestens eine Hand muss jeweils Kontakt zum Baby halten.
- Augenbrauen, Nase, Mund: Jetzt absolvieren Sie die zärtlichen Streichungen über die Augenbrauen. Nutzen Sie Ihre Finger statt der ganzen Hand und streichen Sie von der Augenbrauenwurzel beginnend nach außen weg. Verbleiben Sie noch ganz sanft sowie angenehm mit kreisförmigen Streichungen an beiden Schläfen. Führen Sie dann die sanften Streicheleinheiten direkt von den Schläfen zu den Brauen und über die Nase fort, bis Sie den Mund des Kindes erreichen. Vollziehen Sie am Mund nun leichte Kreisungen im Bereich der Ringmuskulatur. Dadurch aktivieren Sie das ganze Gesicht. Danach widmen Sie sich den Wangen und lassen die Finger vorsichtig über die Wangenpartie kreisen.

Die Massage der Brust sollte ebenfalls langsam, sanft und stressfrei absolviert werden. Legen Sie anfänglich beide Hände flach auf die Brust des Kindes und streichen Sie daraufhin behutsam vom Brustbein parallel zu der linken sowie rechten Körperhälfte aus. Diese Bewegung erinnert an das Glattstreichen von Buchseiten und wird deswegen auch „offenes Buch“ genannt. Halten Sie dabei fortwährend den Blickkontakt zu dem Kind und üben Sie keinerlei Druck aus.

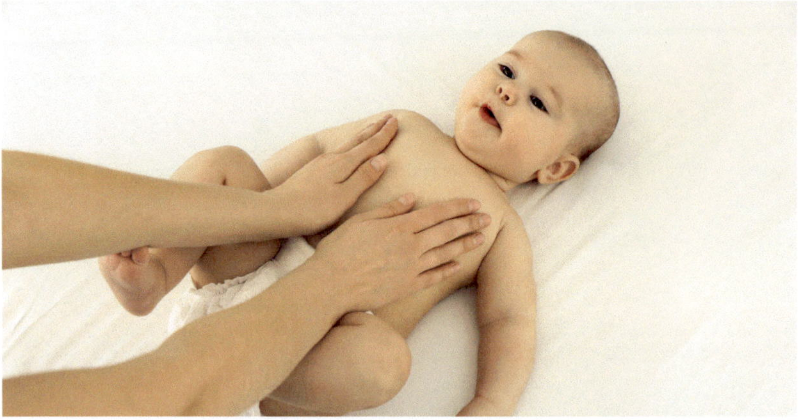

- Diagonale Streichungen Teil 1: Darauffolgend positionieren Sie eine Hand an der Körperseite des Babys und streichen mit der zweiten diagonal über den Brustkorb. Dazu starten Sie an der linken Hüfte und fahren behutsam über den Brustkorb bis zu der rechten Schulter und umgekehrt. Wichtig ist, das Ausstreichen nicht abrupt zu beenden. Stattdessen fahren Sie von dem Schulterblatt fort und streichen auch die Nackenpartie aus. Dies hilft dem Säugling, ein angenehmes Gefühl zu verspüren und berücksichtigt die Ganzheitlichkeit der Babymassage.
- Diagonale Streichungen Teil 2: Die Teilanwendung für die Brust endet dann erneut mit einer diagonalen Streichbewegung. Beginnen Sie dieses Mal an der linken Schulter und enden Sie an der rechten Hüfte. Wechseln Sie danach zu der linken Schulter und absolvieren Sie dieselben Streichungen. Agieren Sie immer rhythmisch und lassen Sie die Bewegungen fließend ineinander übergehen.

Die Massage der Arme und Hände sollte entweder in Rücken- oder Seitenlage des Kindes angewandt werden. Von großer Bedeutung erweist es sich hier, dass die Position für den Säugling bequem ist.

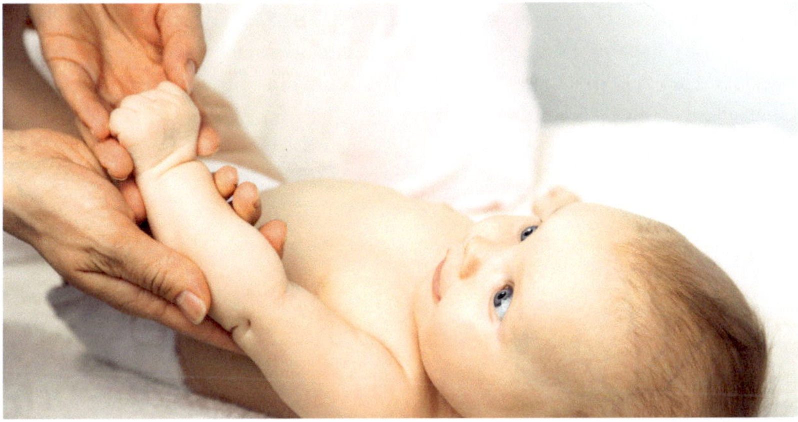

- Zur Einstimmung auf die Praktik führen Sie sanfte Streichungen aus, die den gesamten Arm von oben nach unten berühren.
- Auswringen
- Massage von Handgelenk und Handfläche
- Massage der Finger

Auch bei der Bauchmassage bleibt das Baby in Rückenlage, die Beine sind leicht angewinkelt. Im Idealfall kann es jene gegen die Beine oder den Bauch der massierenden Person stützen.

- Ausstreichungen
- Ausstreichen im Uhrzeigersinn

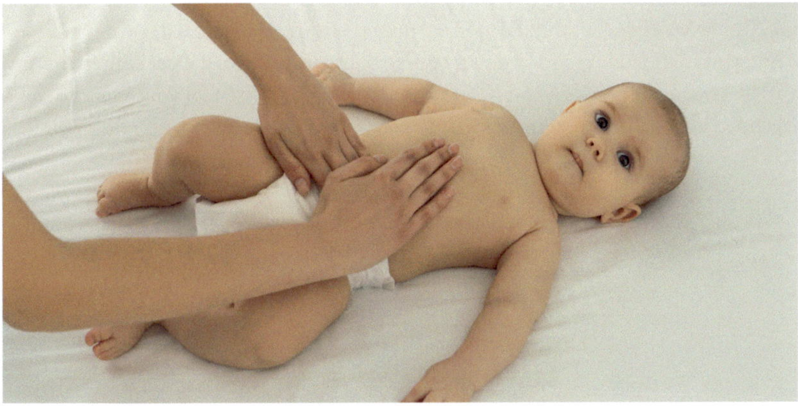

Massage für Beine und Füße: Auch hier lagert das Baby auf dem Rücken und nimmt eine entspannte sowie stabile Haltung ein. Sie streichen erst das Bein aus, beginnend bei dem linken und absolvieren gleichmäßige Streichungen von dem Oberschenkel über das Knie bis zu dem Fuß.

- Das Wringen
- Fuß- und Zehenmassage
- Massage des Sprunggelenks
- Energieabgabe

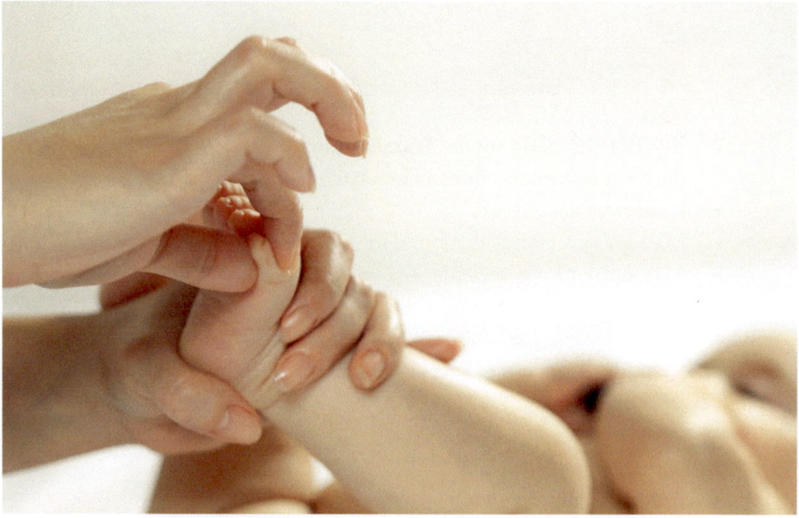

Die Rückenmassage wird in Bauchlage durchgeführt, weswegen das Kind erst behutsam in die richtige Position gebracht werden muss. Auch hier sollten Sie auf die korrekte Lagerung von Kopf und Wirbelsäule achten, bevor Sie mit den eigentlichen Grifftechniken beginnen.

- Parallel-Streichungen
- Wirbelsäule ausstreichen
- Massage des Kreuzbeines
- Energiepunkt Steißbein
- Zwei-Finger-Massage

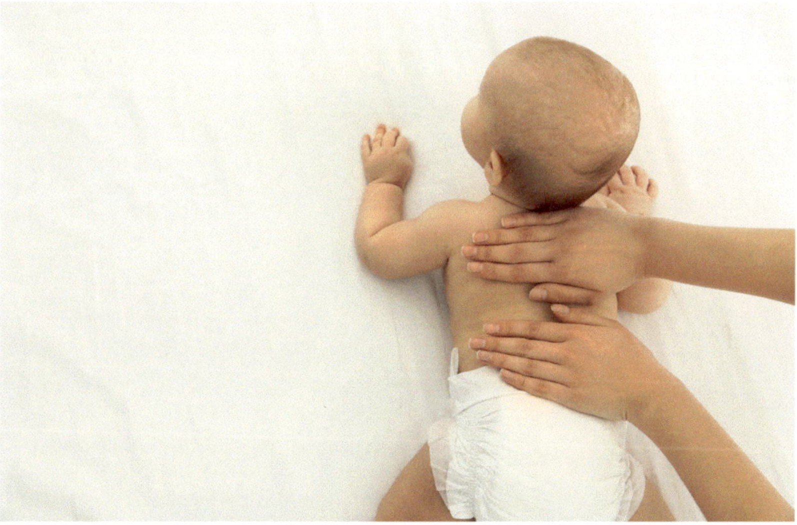

Bei den Asanas geht es um Übungen, welche die präventive Babymassage beenden und das Kind sanft sowie zwanglos aus dem Ruhemoment in den Alltag bringen. Sie aktivieren noch einmal die Energiezentren, mobilisieren den Bewegungsapparat und unterstützen die ganzheitliche Entspannung. Dabei wird der Säugling in Rückenlage gebracht, sodass Blickkontakt besteht.

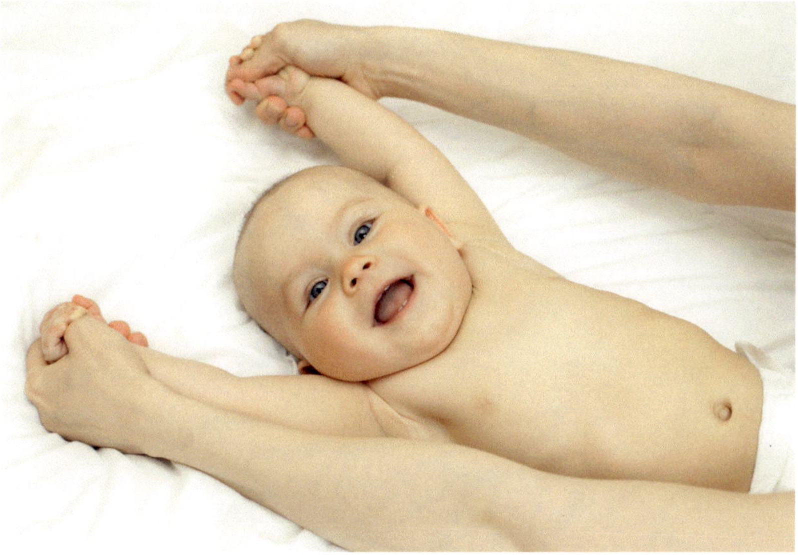

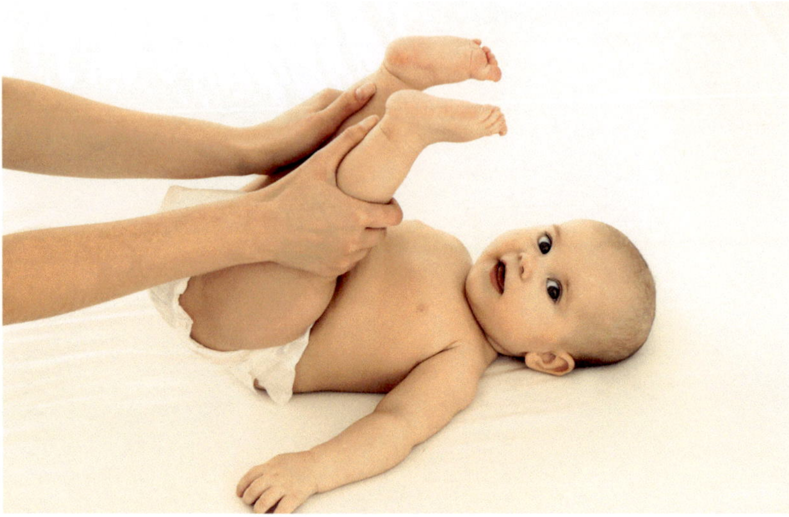

Definition: Asanas sind die Übungen im Yoga, die vorwiegend Ruhepositionen des Körpers vorsehen.

- Gestreckte Arme
- Gestreckte Beine
- Gebeugte Beine

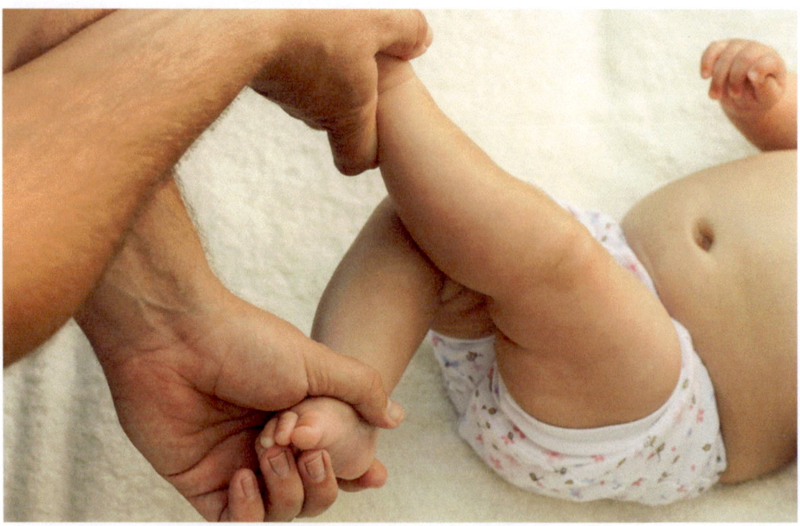

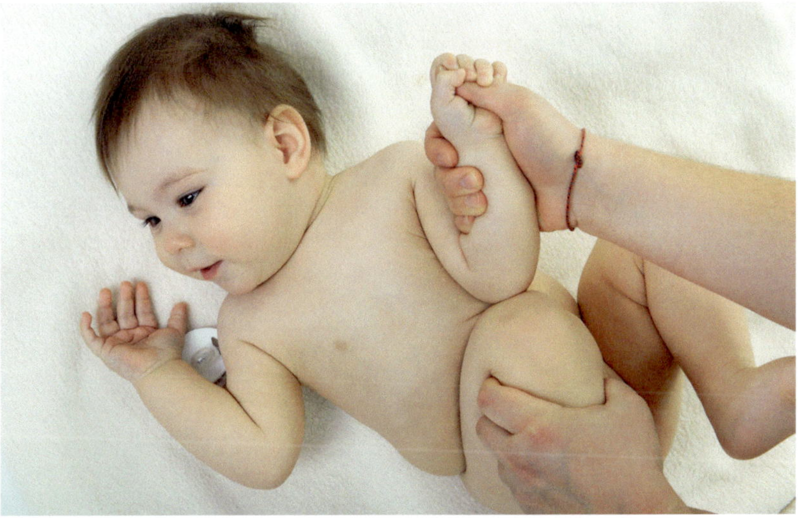

- Gedehnte Beine
- Lotusstellung
- Arm und Bein diagonal
- Hängen
- Schaukeln

Der endgültige Abschluss basiert auf Ruhe, Geborgenheit und Zuneigung. Dafür nehmen Sie das Kind fest auf den Arm und legen es an Ihr Herz. Sie dürfen mit ihm sprechen, es sanft wiegen und einen Augenblick der Zweisamkeit sowie innigen Verbundenheit entstehen lassen. Auf diese Weise kann das Kind die Babymassage gebührend abschließen und sich in liebevoller Umgebung zu der Bezugsperson entspannen.

6. Wie richte ich meine Massagepraxis ein?

6.1 Massagestudio zu Hause oder Räume anmieten?

Bevor Du eine eigene Massagepraxis eröffnest, sollte zunächst die Frage geklärt werden, ob Du hierfür geeignete Räumlichkeiten anmieten oder zu Hause einen Raum einrichten möchtest? Zuletzt genanntes ist auf jeden Fall die kostengünstigere Lösung und wird somit oftmals bevorzugt.

Allerdings muss Dein Haus / Deine Wohnung die hierfür notwendigen Räumlichkeiten aufweisen und, ebenfalls wie eine externe Praxis, weitere, wichtige Punkte erfüllen. So sollte vorab am besten folgendes bedacht werden:

- Praxis-Ausrichtung (Wellness)
- Lage und Größe
- Kosten für die Einrichtung
- Kosten für die notwendige Ausrüstung
- Gesetzes- und Steuergrundlagen
- Versicherungen, wie beispielsweise Rechtsschutz und Berufshaftpflicht

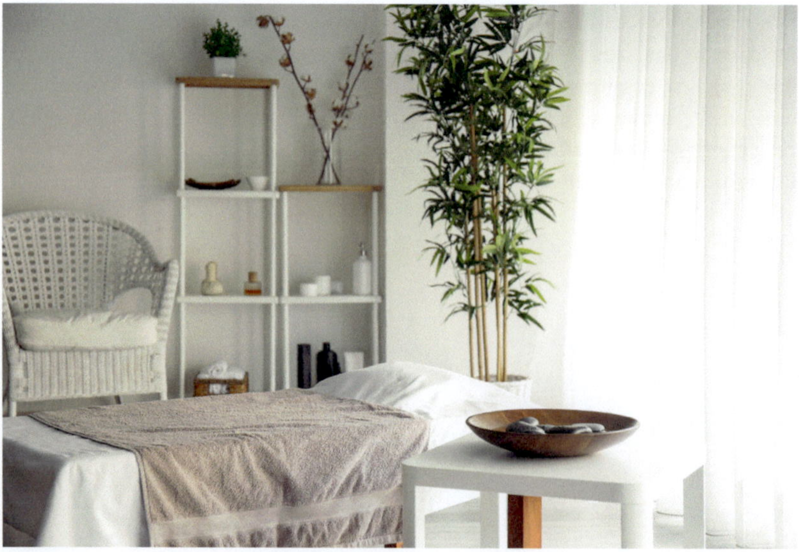

Ist beispielsweise ein eigenes Haus mit einer separaten Einliegerwohnung vorhanden, dann kann letztere zumeist sehr gut in eine Massagepraxis „verwandelt" werden. Alternativ hierzu bietet sich etwa auch ein unbewohntes Stockwerk an.

Nicht ratsam ist es dagegen, einen Massageraum auszuwählen, der sich direkt innerhalb Deiner eigenen Wohnung befindet, wie etwa ein Zimmer zwischen Deinem Wohn- und Schlafzimmer. Dies hinterlässt gemeinhin einen unseriösen Eindruck. Zudem herrscht hier oftmals nicht die notwendige Ruhe: Wenn die Kinder und/oder der Ehepartner nach Hause kommen, gespielt und gekocht wird, vielleicht auch noch der Fernseher läuft, dann ist dies für Deine Kunden keine entspannte Umgebung.

Sollte in Deinem Haus oder Deiner Wohnung kein Platz für eine Massagepraxis vorhanden sein, dann ist dies eventuell im Haus Deiner Eltern oder Schwiegereltern möglich. Selbst wenn diese Miete verlangen, fällt diese sicherlich niedriger aus, als wenn Du andernorts entsprechende Räumlichkeiten anmietest. Vorteilhaft bei einer Massagepraxis im eigenen Haus ist neben der Kosten- auch die Zeitersparnis. So fallen hier unter Umständen lange Anfahrtswege zur Arbeitsstätte weg und in der Mittagspause ist es beispielsweise möglich, sich etwas in der heimischen Küche zu kochen, den Kindern bei den Hausaufgaben zu helfen oder auch die Waschmaschine einzuschalten.

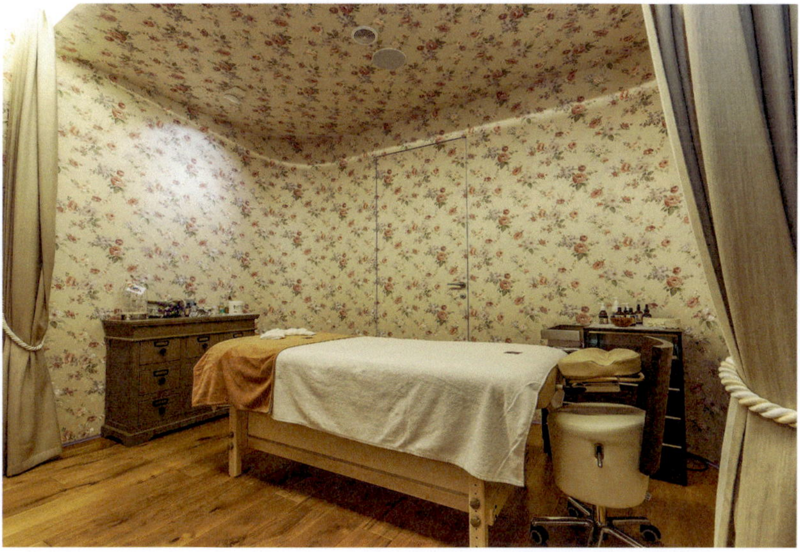

6.1.1 Wie geeignete Räumlichkeiten finden?

Scheidet das eigene Zuhause als Massagepraxis aus, dann steht die Suche nach geeigneten Räumlichkeiten an. Hierfür nimmst Du Dir am besten ausreichend Zeit; voreilige Entschlüsse sind in der Regel eher schadhaft als nützlich. Immerhin sollten die Räumlichkeiten sämtliche notwendigen Punkte erfüllen und Dir ebenfalls gefallen. Dabei ist es empfehlenswert, immer auch im Auge zu behalten, dass Du in Deiner neuen Praxis voraussichtlich viele Jahre tätig sein wirst. Dementsprechend sollte hier wirklich alles passen. Um einen geeigneten Massageraum zu finden, kannst Du beispielsweise folgendes unternehmen:

- Bei Freunden und Bekannten nachfragen
- Umfeld erkunden
- Internet-Anzeigen durchforsten und selbst schalten
- Zeitungsannoncen aufsetzen

6.1.2 Praxisname

Zudem solltest Du Dir Gedanken über einen geeigneten Praxisnamen machen. Wichtig hierbei ist, dass bereits aus der Bezeichnung heraus erkennbar ist, um was für eine Praxis es sich handelt. Das Wort „Massagepraxis“ allein ist leider nicht ausreichend: hier ist beispielsweise nicht erkennbar, ob medizinische Massagen oder Wellnessmassagen angeboten werden. Dementsprechend bietet sich etwa „Wellnessoase Schmidt“ oder ähnliches wesentlich besser an. So wird einerseits deutlich, dass Deine Praxis auf Wellnessmassagen ausgerichtet ist und andererseits bekommt die Bezeichnung durch den Namenszusatz einen individuellen Charakter sowie einen hohen Wiedererkennungswert.

6.1.3 Businessplan

Bevor Du eine eigene Massagepraxis eröffnest beziehungsweise dementsprechende Räumlichkeiten anmietest, ist es ratsam, einen Businessplan zu erstellen. Dies gilt auch dann, wenn Du für die Eröffnung Deiner Praxis kein Bankdarlehen benötigst. Immerhin bringt eine solche Eröffnung neben den verschiedenen einmaligen Ausgaben auch laufende Kosten mit sich, die kontinuierlich gestemmt werden müssen. Um Dich hier vor etwaigen, bösen Überraschungen zu schützen, ist eine genaue Kalkulation unabdingbar.

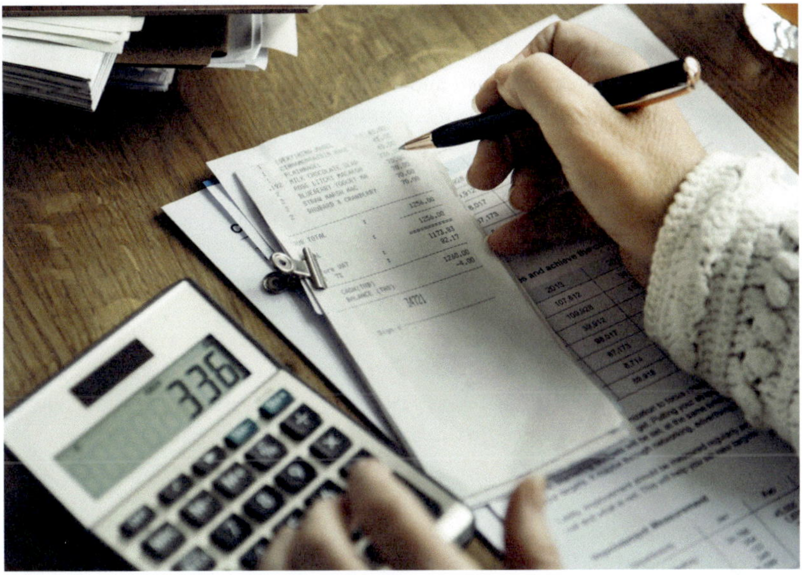

6.2 Einrichtung eines heimischen Massagestudios

Der Massageraum oder, falls vorhanden, die Massageräume, sollten am besten ruhig gelegen sein, sodass es Deinen Kunden möglich ist, sich auf die Massage einzulassen und rundherum zu entspannen. Straßenlärm, als Beispiel, ist hier eher abschreckend und nicht förderlich für die Erholung.

Zudem sollte der Massageraum nicht zu klein ausfallen. Immerhin müssen hier beispielsweise nicht nur die Möbel und das Massagezubehör untergebracht werden, sondern es ist ebenfalls wichtig, dass sich Dein Kunde nicht beengt fühlt. Im besten Fall handelt es sich um einen Raum, in dem man hineingeht und sich von Anfang an wohlfühlt.

6.2.1 Welche Möbel werden benötigt?

Je nach Größe Deines Massagestudios wirst Du unterschiedliche Möbel benötigen. Dies hängt auch davon ab, welche Massagen Du anbietest und welches Zubehör hierfür notwendig ist.

Zunächst einmal empfiehlt es sich, auf eine helle, angenehme und freundliche Umgebung zu achten. Hierbei helfen beispielsweise helle Wände und Decken.

Neben dem „Herzstück“ des Massageraums, der Massageliege, sind beispielsweise ebenfalls Massagestühle und Arbeitshocker notwendig. Um das für die jeweilige Massage benötigte Zubehör schnell und einfach zu erreichen, sind Beistelltische eine hervorragende Wahl. Außerdem bieten sich, sofern dementsprechend viel Platz vorhanden ist, ebenfalls Schränke, Regale und Ähnliches an, damit die Utensilien, die im Moment nicht benötigt werden, ordentlich aufbewahrt sind. Des Weiteren sollten im Massageraum Ablagemöglichkeiten für die Bekleidungsstücke Deiner Kunden ebenso vorhanden sein, wie etwaig benötigte Handtücher und Decken.

Wie gesagt, am besten ist es, wenn Du Dir zu Beginn überlegst, welche Massagearten Du anbietest und welches Zubehör notwendig ist. Danach fällt die Entscheidung, welche Möbelstücke benötigt werden, um einiges leichter. Im Laufe der Zeit wird Dein Massagestudio wachsen, sodass es sich automatisch ergibt, welches Mobiliar notwendig ist.

Wichtig beim Möbelkauf ist, dass die jeweiligen Stücke zueinander und zu Deiner Massagepraxis passen. Auf diese Weise entsteht eine besonders harmonische Atmosphäre, in der man sich gerne aufhält.

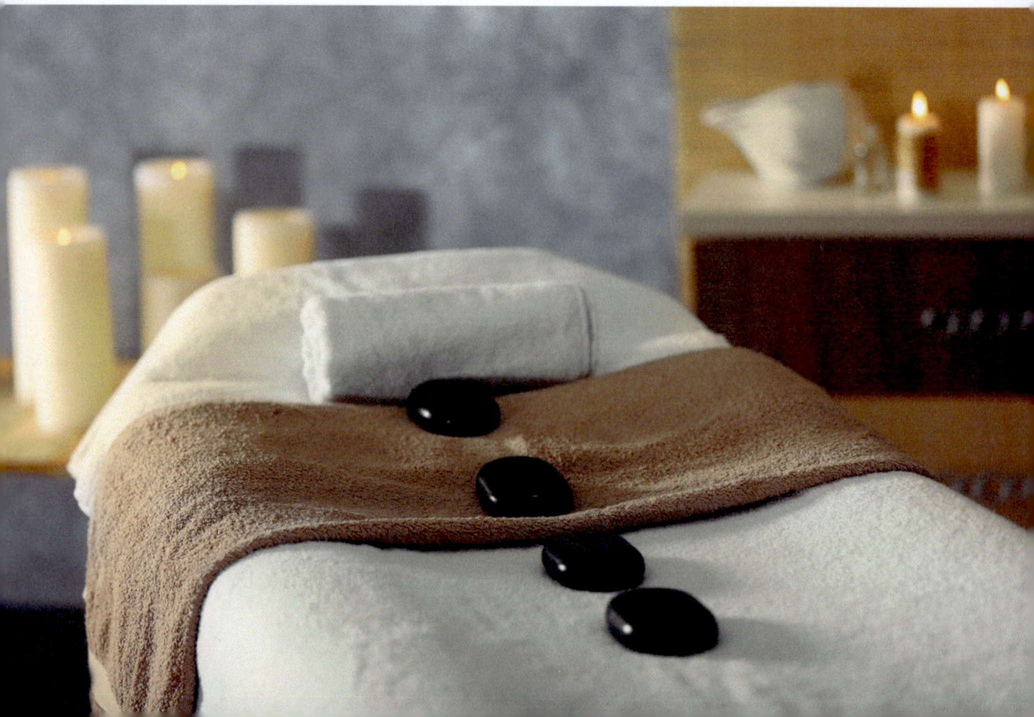

6.2.2 Was ist beim Kauf einer Massageliege zu beachten?

Die Massageliege ist eines der wichtigsten Gegenstände Deines Massagestudios; aufgrund dessen achtest Du hier am besten auf eine sehr gute Qualität.

Im Allgemeinen wird zwischen stationären und transportablen Liegen unterschieden. Zuletzt genannte bieten sich vor allem dann an, wenn nicht ausreichend Platz vorhanden und/oder ein schneller Auf- bzw. Abbau notwendig ist. In der Regel sind transportable Liegen um einiges kostengünstiger als Liegen, die stationär aufgebaut werden.

Trotz der Ersparnis ist es dennoch ratsam, zu einer stationären Liege zu greifen, wenn absehbar ist, dass sich diese immer in demselben Raum befindet. Diese Liegen sind zumeist stabiler und hochwertiger. Transportable Liegen eignen sich beispielsweise vor allem dann, wenn Du einen mobilen Massageservice anbietest. Beim Kauf einer Massageliege achtest Du am besten auf folgende Details:

- Individuelle Einstellmöglichkeiten (vor allem die Höhe)
- Verstellbares Kopfteil
- Strapazierbares sowie leicht zu reinigendes Material
- Hohe Stabilität, guter Stand
- Hohe Tragkraft
- CE-zertifiziert

Außerdem sollte der Hersteller eine gewisse Garantiezeit anbieten.

6.2.3 Welches Zubehör muss vorhanden sein?

Welches Zubehör Du für Dein Massagestudio benötigst, ist wieder davon abhängig, welche Massagearten Du anbietest. Bei einer Hot-Stone-Massage ist es wichtig, dass Du neben den speziellen Steinen auch im Besitz eines geeigneten Wärmegerätes bist. Bei einer Kräuterstempel-Massage wirst Du ebenfalls einen geeigneten Erwärmer und zusätzlich verschiedene Kräuterstempel benötigen. Wichtig ist, dass sich für jede Massageart das betreffende Zubehör vollständig griffbereit in Deinem Massagestudio befindet. Aber auch qualitativ hochwertige Massageöle in verschiedenen Duftrichtungen sollten nicht fehlen.

Des Weiteren bietet sich unter Umständen der Kauf von verschiedenen Massagegeräten an. Dazu gehören beispielsweise:

- Massagebürsten
- Rollenmassagegeräte
- Bandmassagegeräte
- Riemenbänder

Je nach Platzangebot, Möglichkeiten und Wunsch kannst Du Dein Zubehör bzw. Deine Ausstattung beliebig erweitern. Vielleicht sind spezielle Massagematten oder auch Whirlwannen ebenfalls eine Option für Deine Massagepraxis?

6.2.4 Wichtig: eine angenehme Atmosphäre

Damit sich Dein Kunde von Beginn an wohlfühlt, ist eine entspannte Atmosphäre ein absolutes Muss. Dementsprechend achtest Du am besten auf eine behagliche Zimmertemperatur und angenehme Düfte. Letzteres ist beispielsweise mithilfe von Räucherstäbchen, Duftlampen und -kerzen ganz einfach realisierbar.

Das Licht im Massageraum sollte nicht allzu grell, sondern natürlich und etwas gedimmt sein. Etwas Kerzenlicht sorgt ebenfalls für einen gewissen Wohlfühlfaktor.

Als weitere Dekoration bieten sich beispielsweise Wandbilder mit Natur- oder Wellnessmotiven an. Aber auch ein schön geschmücktes Fenster, etwa mit zur Jahreszeit passenden Motiven, ist ein herrlicher Blickfang. Nur allzu „überladen“

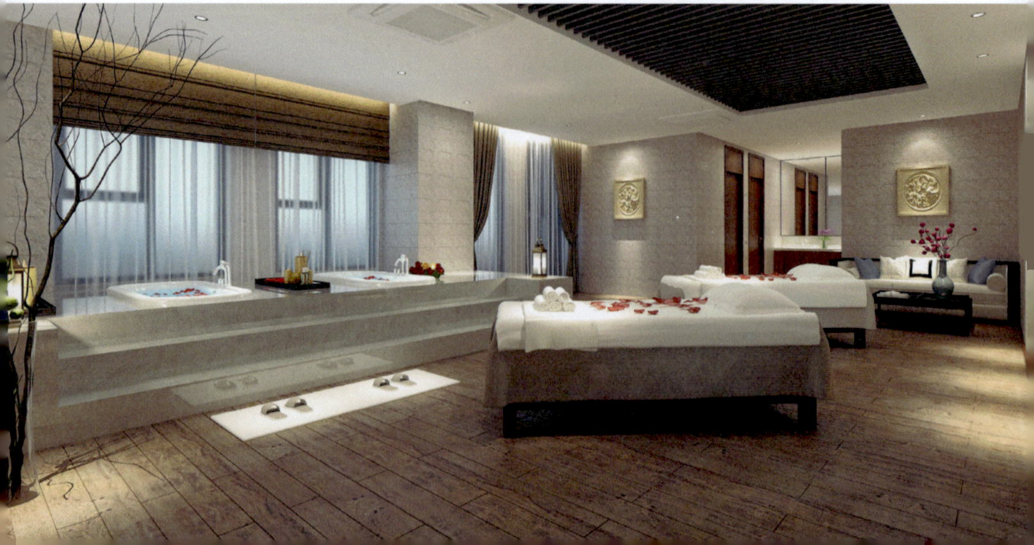

sollte die Deko nicht wirken. Denke auch an einen Sichtschutz, damit sich der Kunde sicher und unbeobachtet fühlt.

Außerdem lohnt es sich, etwas genauer auf die Farben zu achten, die im Massageraum Verwendung finden. So wird im Allgemeinen jeder Farbe eine gewisse Wirkung zugeschrieben. Orange, beispielsweise, sorgt für eine heitere Gemütslage und gute Laune, Blau steht für Ausgeglichenheit und Entspannung, Grün wirkt erfrischend und Violett meditativ. Idealerweise werden jedoch lediglich zwei oder drei Farben kombiniert, um eine angenehme Wirkung zu erzielen.

6.2.5 Besondere Angebote für Kunden

Immer eine gute Idee ist es, den Kunden einige besondere Angebote zu unterbreiten, die den Besuch in Deiner Massagepraxis noch angenehmer gestalten. Hierbei kann es sich zum Beispiel um kostenfreies Mineralwasser, Tee, Kakao oder auch Kaffee handeln.

Aber auch kostenfreies Obst und kleine Süßigkeiten werden gerne angenommen. Am besten stellst Du hier zugleich einige Servietten und, etwas unauffällig platziert, ebenfalls einen kleinen Abfalleimer auf. So kommen Deine Kunden nicht in die Bedrängnis, einen geeigneten Platz für Schokoladenpapier, Bananenschalen und Co. suchen oder erfragen zu müssen.

Ebenfalls sehr gerne gesehen sind verschiedene Rabattangebote. Hierbei kann es sich um einen Neukundenrabatt, wie um eine Gratis-Massage, Gutscheine oder ähnliches handeln.

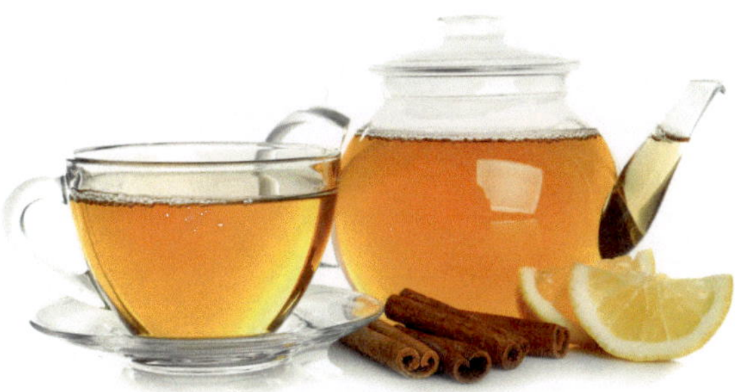

7. Mobile Massage

7.1 Massagen beim Kunden durchführen

Massagen direkt vor Ort bei einem Kunden durchzuführen, bietet sich zum Beispiel hervorragend als Einstieg in die „Massagewelt“ an. Auf diese Weise kannst Du „Fuß zu fassen“ und Dir mit einem minimalen Kostenaufwand einen Kundenstamm aufbauen.

Aber auch als zusätzlicher Service bei einer festen Massagepraxis ist ein mobiler Massageservice eine gute Wahl. So erreichst Du weitere Kunden, die beispielsweise aus Zeitgründen nicht in Deiner Praxis vorbeikommen können. Dies gilt ebenfalls für Kunden, die gesundheitlich nicht dazu in der Lage sind, eine Massagepraxis aufzusuchen, sich aber dennoch gerne eine Wellnessmassage gönnen würden.

Achtung: Wenn Du einen mobilen Massageservice anbietest, dann beachte hier bitte auch die anfallenden Fahrzeiten. Diese kannst Du entweder separat berechnen oder in die Kosten für eine Massage mit einrechnen. Denkbar ist beispielsweise ebenfalls, dass Du bei Fahrten in einem gewissen Umkreis keine Fahrtkosten erhebst. Am besten ist es, wenn Du Deine individuelle Lösung direkt auf Deine Preislisten schreibst; so ist jeder Kunde sofort gut informiert.

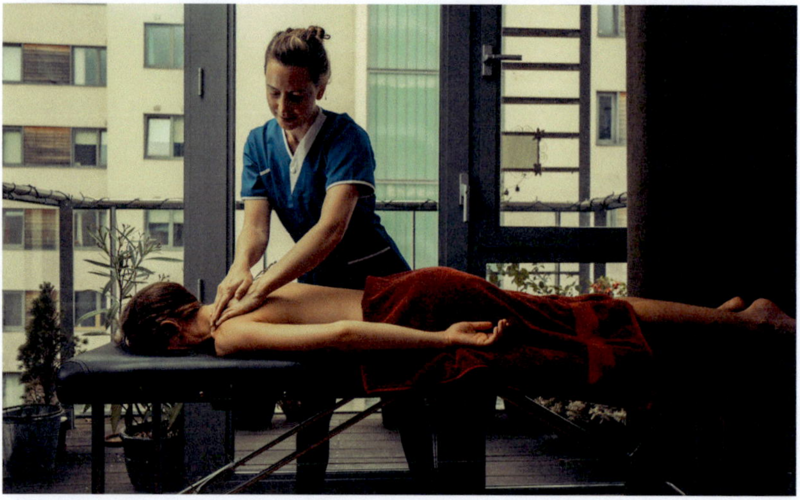

7.2 Welche Massagearten bieten sich hier an?

Bei Ausübung eines mobilen Massageservice bieten sich vor allem solche Massagearten an, für die wenig gut zu transportierendes Equipment benötigt wird. Dazu gehören zum Beispiel:

- Klassische Ganz- und Teilkörpermassage
- Fußreflexzonenmassage
- GuaSha-Massage
- Breuß-Massage
- Shiatsu-Massage
- Bindegewebsmassage

Wenn sich ein Kunde eine andere Massage wünscht, wie beispielsweise die Hot-Stone-, Hot-Chocolate- oder Kräuterstempelmassage, bei der nicht nur verschiedene Materialien und Wärmegeräte benötigt werden, sondern bei der ebenfalls der Aufwand höher ist, dann sprichst Du dies am besten vorher mit Deinem Kunden ab. Kläre ihn über den Ablauf und die, in der Regel höheren, Kosten auf. Bleibt der Kunde bei seinem Wunsch und ist die Umsetzung für Dich kein Problem, steht einem Massagetermin nichts mehr im Wege. Andernfalls bietet es sich an, dem Kunden Dein Massageangebot zu erläutern und ihn hieraus frei auswählen zu lassen.

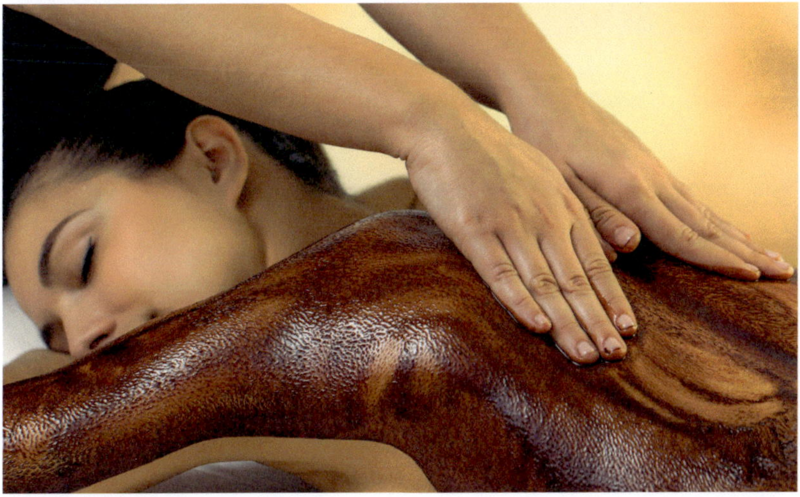

7.3 Was wird benötigt?

Um bei einem Kunden vor Ort Wellnessmassagen durchführen zu können, ist die notwendige Ausstattung unabdingbar. Diese möchte jedoch auch transportiert werden, weshalb zunächst einmal ein dementsprechendes Auto benötigt wird.

Generell ist es zwar möglich, einen Kunden beispielsweise auf seinem Bett zu massieren, es empfiehlt sich jedoch, in eine gute Massageliege zu investieren. Dies wirkt nicht nur seriös, sondern sorgt ebenfalls für eine angenehme, entspannende Massage.

Außerdem gehören verschiedene Massageöle und -cremes ebenso zu einer guten Ausstattung, wie etwa Handtücher und Decken. Die Handtücher dienen der Abdeckung der Massageliege und, bei Bedarf, auch dem Abtrocknen/Abwischen Deiner Hände. Eine Decke kommt etwa dann zum Einsatz, wenn bei einer Teilkörpermassage die nicht zu massierenden Stellen abgedeckt werden, damit Dein Kunde nicht friert. Zudem wird sie, aus dem gleichen Grund, bei der Nachruhe eingesetzt. Das weitere Equipment hängt von der Art der Massagen ab, die Du anbietest. Am besten gehst Du vor der Fahrt zu Deinem Kunden noch einmal alle notwendigen Materialien durch und schaust nach, ob Du alles eingepackt hast.

Tipp: Hier kann eine Liste sehr hilfreich sein: Schreibe einfach auf, für welche Massage Du welches Equipment benötigst. So musst Du nicht erst lange überlegen, sondern hast alles Notwendige immer sofort im Blick und vor Ort dabei.

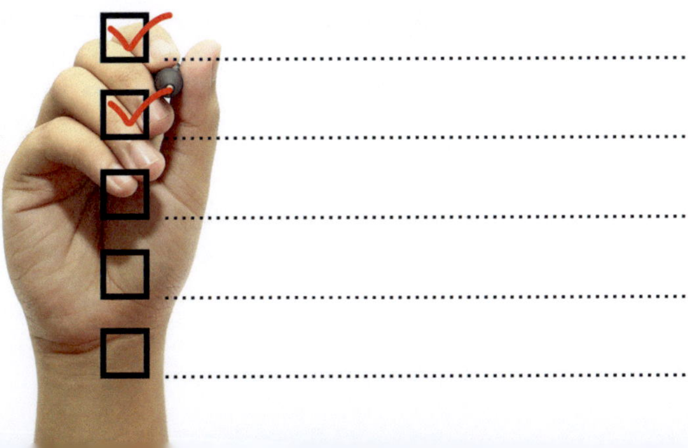

8. Der Umgang mit Kunden

8.1 Wie geht man am besten mit Kunden um?

Der Umgang mit Kunden sollte immer von Freundlichkeit, Höflichkeit und Respekt geprägt sein. Das ist vielleicht nicht immer leicht, wie etwa, wenn Du selbst einmal einen schlechten Tag hast – dennoch ist Freundlichkeit ein „Muss". Ein Lächeln und ein fröhliches Gesicht wirken sich zudem nicht nur positiv auf Deine Kunden aus, sondern können auch Dir selbst dabei helfen, die negativen Gedanken, zumindest während der Arbeitszeit, zu vergessen.

Deine Wellnessmassage-Praxis ist ein Ort des Wohlfühlens und Entspannens, in der die Welt draußen gelassen wird. Deine Kunden werden es Dir sicherlich danken, indem sie gerne wieder kommen und die verschiedensten Massagen bei Dir buchen.

Dabei ist es sehr wichtig, immer daran zu denken, dass die wenigsten Menschen ein Modelgesicht besitzen oder eine perfekte Figur aufweisen. So kommen in Deine Praxis beispielsweise sicherlich auch Menschen, bei denen die Waage einige Pfund zu viel anzeigt, körperlich gebrechlich sind oder unter Hautkrankheiten leiden. Während einige Kunden Markenklamotten tragen, werden wiederum andere im Jogginganzug zu Dir kommen. Doch ganz gleich, wie Deine Kunden

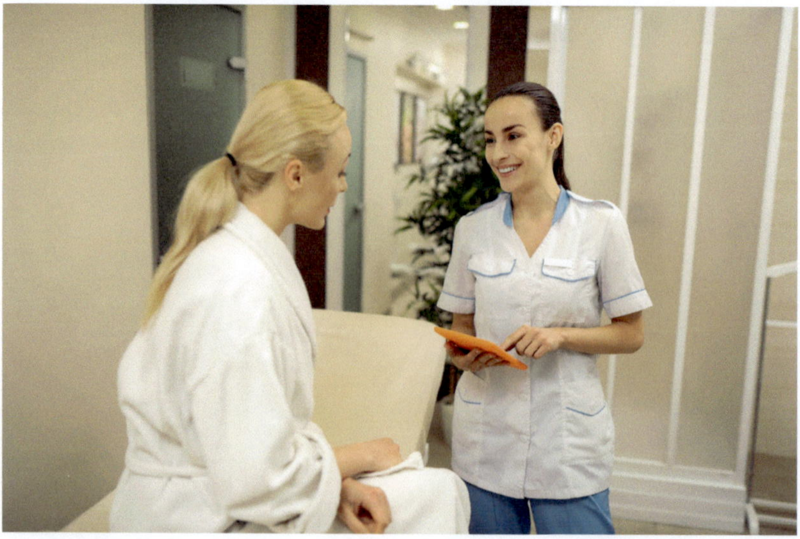

aussehen: Es gilt immer, freundlich zu bleiben, keine anzüglichen Bemerkungen zu tätigen und Deinen Kunden ebenfalls keine Blicke zuzuwerfen, die als störend oder gar verletzend aufgefasst werden können. Zwar sind die Menschen alle unterschiedlich, eines haben Sie jedoch gemeinsam: Sie suchen in Deiner Wellnessmassage-Praxis Erholung und Entspannung, die sie auch vorfinden sollten.

Bei Menschen mit den verschiedensten Gebrechen ist es sicherlich immer eine gute Idee, vorab nachzufragen, ob von ärztlicher Seite abgeklärt wurde, dass eine Massage durchgeführt werden kann. Zudem zeugt es von Höflichkeit, wenn Du beispielsweise einem Kunden, der Probleme beim Anheben der Arme hat, in die Jacke hilfst oder einen gehbehinderten Kunden auf dem Weg zur Massageliege stützt.

Da es bei einer Massage oftmals notwendig ist, einen Teil oder sogar die kompletten Bekleidungsstücke abzulegen, fühlen sich viele Menschen zunächst einmal unwohl. Dies kann zum Beispiel mithilfe von bereit gelegten Handtüchern und Decken galant überspielt werden: So bietet sich Deinen Kunden etwa die Möglichkeit, sich auszuziehen und in ein Handtuch gewickelt auf die Massageliege zu legen. Anschließend helfen häufig einfach einige nette Worte und das Unwohlsein wird sicherlich recht schnell verfliegen.

Hier ist zudem ein gewisses Fingerspitzengefühl gefragt: Während es einige Kunden bevorzugen, in Ruhe und Stille ihre Massage zu genießen, wünsche sich wieder andere Kunden ein nettes Gespräch – ähnlich wie bei einem Friseurbesuch. Sicherlich wirst Du bei Deinen Stammkunden sehr schnell herausfinden, was von jedem einzelnen bevorzugt wird.

8.2 Wie verhalte ich mich bei „schwierigen Kunden"?

In den meisten Fällen werden sich Deine Kunden auf die Massage freuen und herrlich entspannt sowie gut gelaunt Deine Praxis verlassen. Es kann jedoch auch geschehen, dass sich einige Kunden als etwas schwierig herausstellen. So ist es zum Beispiel möglich, dass sich ein Kunde den Massageablauf anders vorgestellt hat, die Zimmertemperatur nicht behagt, ganz gleich, wie oft Du bereits an der Heizung gedreht hast, sich über die Umkleidemöglichkeiten beschwert wird oder Ähnliches.

In solchen und ähnlichen Fällen ist es immer ratsam, dennoch freundlich zu bleiben. Schließlich gibt es kaum etwas Schlimmeres, als wenn es sich herumspricht, dass der Masseur unfreundlich ist. Es empfiehlt sich, ganz einfach direkt nachzufragen, was genau keinen Gefallen gefunden hat und über welche Verbesserungen sich der Kunde freuen würde. Auf diese Weise fühlen sich Deine Kunden von Dir ernst genommen und wenn Du die diversen Lösungsvorschläge umsetzt, werden sie sich bestimmt sehr freuen.

Sollte es jedoch nicht möglich sein, auf die diversen Vorstellungen einzugehen, dann ist auch hier weiterhin Freundlichkeit angesagt: Am besten erklärst Du Deinen Kunden, dass es Dir zwar sehr leid tut, aber es aus bestimmten Gründen nicht möglich ist, die Vorschläge umzusetzen. Wenn Du die jeweiligen Gründe erklärst, werden die meisten Menschen in der Regel durchaus Verständnis zeigen.

Ebenso gut sind oftmals auch Alternativvorschläge. Wünschst sich ein Kunde beispielsweise eine Massageart, die Du nicht anbietest, dann frage ihn am besten nach seinen Vorstellungen, erläutere ihm Dein Angebot und biete ihm eine andere, geeignete Massageart an. Mit ein bisschen freundlicher Überzeugungskraft wird der Kunde bestimmt eine Massage auswählen und anschließend sicherlich zufrieden beziehungsweise herrlich entspannt sein.

Tipp: Vielleicht findet sich in Deiner Praxis ein Platz, an dem Du eine Box aufstellst, in die Deine Kunden anonym ihre jeweiligen Verbesserungswünsche aufschreiben und hinein werfen können. So muss hierfür nicht zwangsläufig ein Gespräch unter vier Augen gesucht werden, was vielen Menschen Unbehagen bereitet. Außerdem zeigt eine solche „Verbesserungs-Box“ auf, dass Du immer ein offenes Ohr für die Wünsche Deiner Kunden hast.

8.3 Was tun – der Kunde hat andere Vorstellungen!

In einer Welt voller vielfältiger Massagearten und komplexen Massagebezeichnungen ist es für angehende Kunden nicht immer leicht zu erkennen, was sich hinter den jeweiligen Massagenamen verbirgt. Im Regelfall wird hier zwar vorab ganz einfach nachgefragt aber es kann durchaus vorkommen, dass ein Kunde glaubt, dass sich hinter der Wellnessmassage eine erotische Massage verbirgt. Das ist in der Regel selten der Fall aber dennoch nicht unmöglich.

Sollte einer Deiner Kunden einmal eine dahingehende, mehr oder weniger deutliche Anmerkung machen, dann ist es auch hier am besten, wenn Du schlichtweg freundlich bleibst. Erkläre Deinem Kunden in aller Ruhe, dass Du keine Erotik, sondern seriöse Wellnessmassagen anbietest und vielleicht auch, dass es Dir leid tut, wenn es diesbezüglich zu Missverständnissen gekommen ist.

Im Allgemeinen ist es den Kunden sehr peinlich, wenn sie hierüber aufgeklärt werden, sodass es gemeinhin zu vielen Entschuldigungen kommt. Du kannst Deinen Kunden helfen, in dem Du ihnen beispielsweise versicherst, dass Du ihnen das Missverständnis nicht übel nimmst, ihnen aber gerne eine (unerotische) Wellnessmassage anbieten würdest.

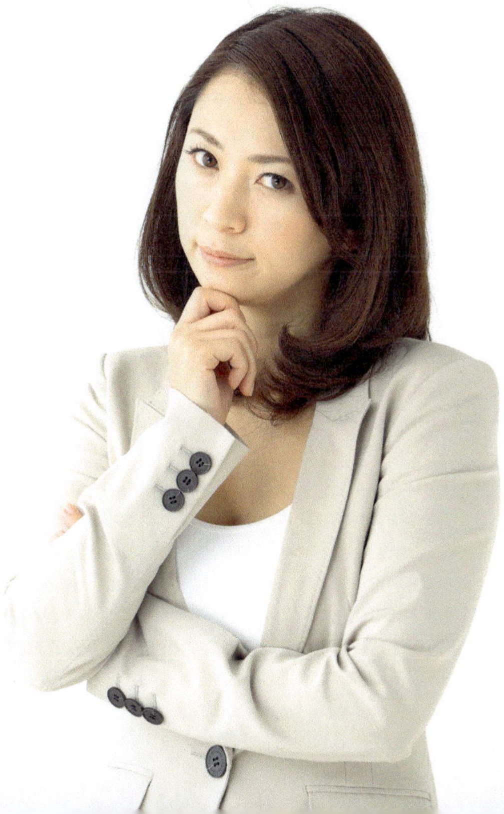

9. Berufsrecht

Dieses Kapitel Deines Heimstudiums soll Dir einerseits die wichtigsten berufsrechtlichen Grundlagen vermitteln und andererseits auch die diversen beruflichen Möglichkeiten aufzeigen, die Dir national und international offenstehen, wenn Du selbständig oder angestellt Deinen Traum verwirklichen willst.

9.1 Grundlegende Berufsinformation

9.1.1 Voraussetzungen zur Ausbildung (Heimstudium)

Die Ausbildung in Wellness-Massage und Prävention steht jedem offen, der Begeisterung und Lernbereitschaft für die Massage- und Wellnessbranche mitbringt und gerne selbständig und eigenverantwortlich arbeitet. Wenn Du aufgeschlossen, freundlich, motiviert, hilfsbereit und gerne mit Menschen zusammen bist, ist dieser Beruf für Dich der optimale Start in eine wachsende Branche.

Du kannst dieses Heimstudium in jedem Alter aufnehmen und benötigst keine Vorkenntnisse. Das für die erfolgreiche Berufsausübung erforderliche Wissen eignest Du Dir im Laufe dieses Heimstudiums an.

9.1.2 Anerkennung des Berufsbildes in der Bevölkerung

Die klassischen Berufe im Gesundheitswesen haben nach wie vor einen schweren Stand, wenn es um Anerkennung und gerechte Entlohnung geht. Krankenpfleger, Physiotherapeuten, Ergotherapeuten, Masseure und andere Pflege- und Heilhilfsberufe sind wichtige therapeutische Säulen des Gesundheitswesens, die aber keine Lobby und immer noch zu wenig Zuspruch besitzen.

Ganz anders hingegen verhält es sich mit dem wachsenden Wellness- und Präventionsmarkt, denn die Idee, selbst auf seine Gesundheit zu achten und Krankheiten vorzubeugen, ist schon heute weit mehr als nur ein kurzfristiger Trend - es ist das Gesundheitskonzept der Zukunft und bietet viel Platz für aufgeschlossene Dienstleister, die z. B. im Massagebereich ihre Leistungen und Produkte anbieten. Dies nehmen auch die Kunden wahr und stehen dem neuen

Wirtschaftszweig anerkennend gegenüber, denn eine gute Wellnessmassage ist eben keine „10-Minuten-Abklatschung“, sondern eine professionelle, individuelle Leistung am Kunden, die auch so bezahlt werden muss. Ansehen und Honorar der Erwerbstätigen in dieser Sparte sind daher gut, so dass für Dich Aussicht auf eine hervorragende Positionierung besteht.

9.2 Gesetze und Regelungen

Als Experte für Wellness-Massagen und Prävention hast Du einen großen Vorteil gegenüber anderen traditionellen Berufen des Gesundheitswesens:

Es gibt weniger zu beachtende Regelungen und Gesetze. Dadurch kannst Du Dich beruflich optimal entfalten und bist viel freier, wenn es zum Beispiel um Werbemaßnahmen, die Wahl der Massagetechniken, die Preisgestaltung und die Abrechnung der ausgeführten Leistungen geht. Zusammenfassend kann man für die selbständige Tätigkeit in den Bereichen Massage, Wellness und Prävention die nachfolgenden Fakten auflisten, die Deine berufliche Tätigkeit als Unternehmer stark erleichtern:

- Dein Honorar ist mit dem Kunden frei vereinbar, Vorgaben zur Preisgestaltung gibt es nicht
- Das Heilmittelwerbegesetz (HWG) findet keine Anwendung
- Es ist keine zusätzliche Zulassung notwendig (eigene Praxis kann sofort eröffnet werden)
- Es sind meist keine Vereinbarungen/Verträge mit den Berufsgenossenschaften notwendig
- Es gibt keine Vorgaben zu Massageformen, Behandlungszeiten und Abläufen
- Es besteht keine gesetzliche Fortbildungspflicht
- Es sind i. d. R. keine Vorgaben zur Praxisausstattung einzuhalten
- Es besteht keine Informationspflicht an Ärzte (Dokumentationsnachweis)
- Es gibt keine Weisungsgebundenheit durch Ärzte oder Krankenversicherungen

TIPP: Schließe immer einen „Präventionsvertrag“ mit dem Kunden ab.

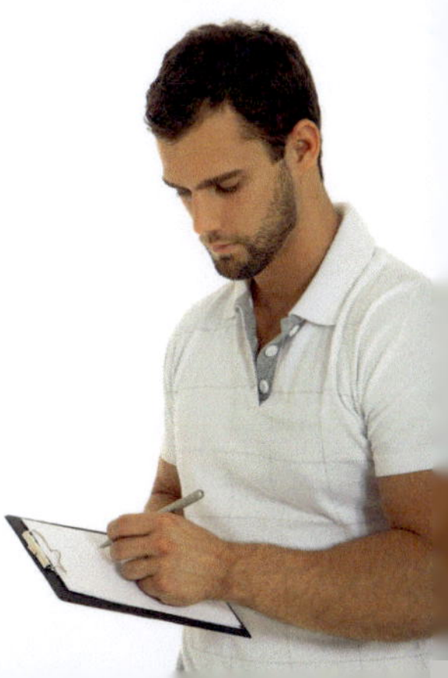

Die freie und nahezu uneingeschränkte Berufsausübung im Wellnessbereich hat viele Vorteile. Du solltest dennoch einen wichtigen „bürokratischen Akt" zur Gewohnheit werden lassen: den Abschluss eines so genannten Präventionsvertrags!
Der Präventionsvertrag wird vor der Durchführung von Anwendungen (Massagen, Packungen, Bäder etc.) zwischen Dir und dem Kunden geschlossen und stellt die vertragliche Vereinbarung dar, die so für beide Parteien eine sichere Rechtsgrundlage schafft.
Der Präventionsvertrag richtet sich nach dem Bürgerlichen Gesetzbuch (BGB) und sollte vor allem folgende Aspekte regeln:

- die Vergütung Deiner Leistungen und die Zahlungsmodalitäten,
- die Art, Anzahl und Dauer der Leistungen,
- die Bedingungen bei verspäteter Terminabsage,
- die Erklärung, dass Du nur präventiv (vorbeugend) und nicht heilend tätig bist sowie
- die Aussage, dass der Kunde ausführlich über Kontraindikationen aufgeklärt wurde und mit seiner Unterschrift auf dem Vertrag bestätigt, dass er zu jedem Zeitpunkt der präventiven Anwendung, frei von Kontraindikationen ist.

Hinweis: Du bist ausschließlich im Präventionsbereich (= Vorbeugung) tätig, d. h. aus rechtlicher Sicht ist das Heilen, Therapieren und Diagnostizieren von Krankheiten nicht erlaubt. Alle Anwendungen, die Du ausführst, sind daher immer präventiv und müssen dem Kunden gegenüber auch als solche deklariert werden. Wenn Du in Zukunft selbständig (z. B. in eigener Praxis) tätig sein solltest, ist es daher immer zu empfehlen, mit Deinen Kunden im Vorfeld einen Präventionsvertrag abzuschließen.

9.3 Abgrenzung zu verwandten Branchen/Berufen

Im Laufe Deines Berufslebens als Wellness-Experte wirst Du von Kunden mehrfach die Frage gestellt bekommen, ob Dein Beruf „Physiotherapeut" oder „Masseur" ist. Dann ist es wichtig erklären zu können, welche rechtlichen und fachlichen Unterschiede zwischen Dir und anderen, eher traditionellen Berufen des Gesundheitswesens, bestehen. Denn so kannst Du aufzeigen, dass Deine Tätigkeit nicht auf das Heilen und Therapieren ausgerichtet ist, sondern auf den wohltuenden und entspannenden Wellnessbereich, der besondere Techniken, speziellen Service und individuelle Massageanwendungen verlangt. Stelle klar, dass Du der Experte für Wellnessmassagen bist! In den beiden folgenden Abschnitten geben wir Dir einen kurzen Überblick der artverwandten therapeutischen Berufe, damit Du in Zukunft die Unterschiede und auch Schnittstellen besser kennst.

9.3.1 Masseur und medizinischer Bademeister

Masseur und medizinischer Bademeister ist ein Gesundheitsfachberuf, bei dem diverse Behandlungsformen wie Bäder, Massagen und Elektrotherapie primär zur Linderung und Heilung bei Patienten angewendet werden. Die berufsrechtlichen Grundlagen und der Ablauf der Ausbildung sind im Masseur- und Physiotherapeutengesetz (MPhG) geregelt.

Die Ausübung der Therapie erfolgt primär auf Verordnung des Arztes, der auch die für die Behandlung erforderlichen Merkmale vorgibt (Diagnose, Behandlungsform, Dauer, Anzahl, Häufigkeit etc.). Masseure und medizinische Bademeister sind überwiegend in Krankenhäusern, Pflegeheimen und Reha-Zentren tätig.

Eckpunkte der traditionellen Masseurausbildung:

- Schulgeld/Kosten ca. 350 €/Monat; zweieinhalb Jahre Vollzeitausbildung
- Ärztliches Attest über die gesundheitliche Eignung zur Berufsausübung erforderlich
- Ausbildung ist ab dem 16. Lebensjahr möglich (mind. Hauptschulabschluss o. ä. Qualifikation)

Zusammenfassung: Der Beruf des Masseurs und medizinischen Bademeisters ist heute ein eindeutiges „Auslaufmodell“ geworden. Es gibt kaum noch Schulen in Deutschland, die diese Ausbildung durchführen, da der fachlich etwas höher angesiedelte „Physiotherapeut“ auch alle Aufgaben des Masseurs und medizinischen Bademeisters mit übernehmen kann.

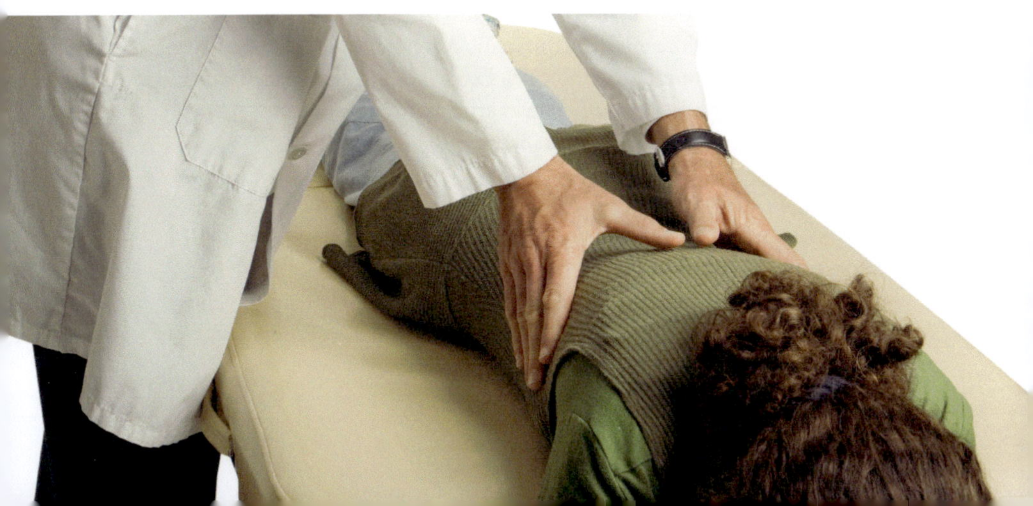

Hinzu kommt, dass gerade in Krankenhäusern und Reha-Einrichtungen Arbeitsplätze für Masseure und medizinische Bademeister abgebaut werden, da verstärkt Physiotherapeuten zum Einsatz kommen.

9.3.2 Physiotherapeut

Auch der Physiotherapeut (früher bekannt als „Krankengymnast") gehört zu den traditionellen Gesundheitsfachberufen. Die berufsrechtlichen Grundlagen und der Ablauf der Ausbildung finden sich wiederum im MPhG.

Physiotherapeut und Masseur unterscheiden sich kaum in den rechtlichen Bereichen und Aufgaben – jedoch ist es sehr wahrscheinlich, dass der Physiotherapeut auf Dauer den Masseur und medizinischen Bademeister als Berufsbild verdrängen wird, zu ähnlich sind die Behandlungs- und Therapieformen beider Berufe.

Der Physiotherapeut hat dabei den Vorteil, auch diverse Bewegungs-, Mobilisations- und Manualtechniken ausführen zu dürfen, die dem Masseur verwehrt bleiben.

Eckpunkte der traditionellen Physiotherapeutenausbildung:

- Schulgeld/Kosten ca. 450 €/Monat bei 3 Jahren Vollzeitausbildung (ein Studium zum Bachelor ist ebenfalls möglich)
- Ärztliches Attest über die gesundheitliche Eignung zur Berufsausübung erforderlich
- Ausbildung ist ab dem 16./17. Lebensjahr möglich (je nach persönlicher Reife)

Zusammenfassung: Der Physiotherapeut wird in Zukunft im Bereich der Nachsorge von Krankheiten weiterhin seine Aufgaben übernehmen. Jedoch ist seine Tätigkeit aufgrund des schulischen Lehrplans nicht auf den Wellness- und Präventionsbereich ausgerichtet, denn er arbeitet überwiegend auf Anordnung des Arztes zur Behandlung von Erkrankten.

Fazit: Als Wellness-Praktiker ergibt sich für Dich im Gegensatz zum Masseur oder Physiotherapeuten die große Chance, die volle Konzentration auf den wohltuenden und vorbeugenden Massage- und Wellnessbereich zu legen. Du bist unabhängig von Kassen, Preisen, Weisungen (Ärzte) und arbeitest in einem angenehmen Umfeld, das Du Dir selbst aufbaust.

Deine Notizen:

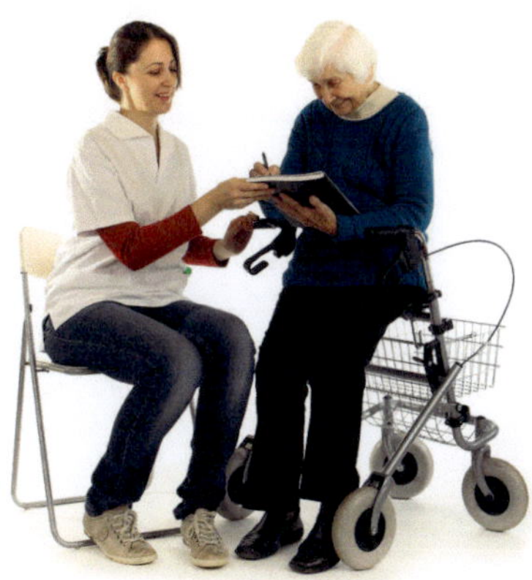

10. Existenzgründung, Marketing & Versicherungen

Das zehnte Kapitel Deines Heimstudiums befasst sich mit den wichtigsten Themen zur selbständigen Berufsausübung im Wellnessbereich. Wer langfristig Erfolg haben möchte, muss die wichtigsten Grundlagen und Kniffe in Existenzgründung, Marketing, Steuern und Versicherungen schon einmal gehört haben.

Das vorliegende Skript unterstützt Dich dabei und bereitet in übersichtlichen Abschnitten alle relevanten Geschäftsbereiche strukturiert auf, damit Dir als selbständiger Wellness-Experte nichts mehr im Wege steht.

10.1 Selbständig im Wellnessbereich

Wenn Du dieses Heimstudium absolviert hast, kannst Du Dir die Frage stellen, ob Du zukünftig angestellt z. B. in einer Massage-Wellnesspraxis arbeiten möchtest oder den Schritt in die Selbständigkeit wagst.

Für den zweiten Fall solltest Du Dir die folgenden Fragen stellen, um Deine Voraussetzungen zu überprüfen:

- Ist die selbständige Tätigkeit der richtige Weg für mich?
- Habe ich bereits gute Erfahrungen in der Branche und kenne ich den Markt?
- Kann ich hohe Belastungen über einen längeren Zeitraum aushalten?
- Unterstützt mich mein Umfeld dabei, z. B. die Familie, Partner, Freunde?
- Wer kann mir im Notfall weiterhelfen?
- Welche finanziellen Fördermittel stehen mir zur Verfügung?

Tipp: Sieh dieses Kapitel einfach als eine Art „Leitfaden für Selbständige", denn es wird Dir einen verständlichen Überblick über die wichtigsten Fakten auf dem Weg in die Selbständigkeit verschaffen.

10.2 Finanzierung und Förderprogramme

Die KfW-Mittelstands-Bank (KfW = Kreditanstalt für Wiederaufbau) ist dafür bekannt, Existenzgründer zu fördern, wenn diese über erforderliche fachliche und kaufmännische Fähigkeiten verfügen.

Die Förderung erfolgt bis zu einer Höhe von 50.000 €, wobei bei der Beteiligung mehrerer Gründer auch jeder der Gründungspersonen diesen Betrag ausschöpfen kann. Auch eine Nebenerwerbsgründung wird bis zum o.a. Höchstbetrag gefördert und kann sogar bis zu 3 Jahre nach der Unternehmensgründung noch rückwirkend in Anspruch genommen werden. Eine Kombination des KfW-Start-Gelds mit anderen Förderprogrammen ist nicht möglich. Ausnahme ist der so genannte Gründungszuschuss der Arbeitsagentur, denn dieser kann zusätzlich in Anspruch genommen werden. Nähere Informationen zum KfW-Start-Geld bekommst Du unter:

- https://www.existenzgruender.de
- https://www.foerderdatenbank.de
- http://www.mikrofinanz.net
- https://www.esf.de

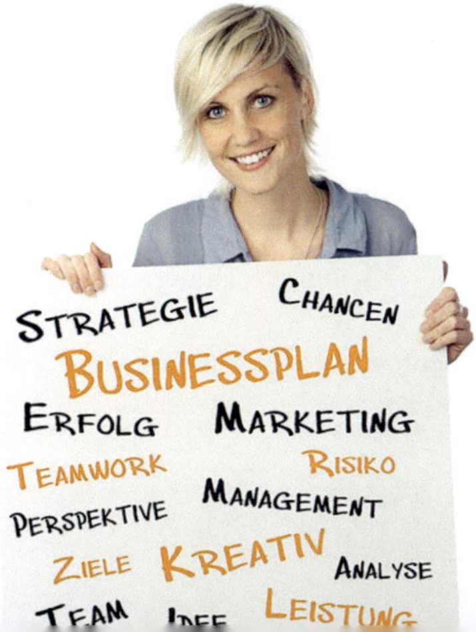

10.3 Selbständigkeit: freiberuflich oder gewerblich

Eine Gewerbeanmeldung ist für jede selbständige Tätigkeit Pflicht die mit einer Gewinnerziehlungsabsicht und Dauerhaftigkeit verbunden ist, es sei denn, es handelt sich um eine freiberufliche Tätigkeit. Vereinbare ein Beratungsgespräch mit dem Ordnungs- und Gewerbeamt und lass Dir bei Fragen den Tätigkeitskatalog für Freiberufler erläutern. Er ist Teil der Gewerbeordnung. Dienstleister wie zum Beispiel Wellnessmasseure ohne medizinische Ausbildung die präventiv tätig sind, sind nicht Teil dieses Kataloges und daher verpflichtet ihr Gewerbe beim zuständigen Ordnungs- und Gewerbeamt anzumelden. Damit bist Du auch nicht verpflichtet in die gesetzliche Rentenversicherung (GRV) einzuzahlen. Die folgende Grafik soll die entsprechenden Abhängigkeiten verdeutlichen:

Tätigkeit

Selbständige Tätigkeit
Einordnung entsprechend der Tätigkeit
(**Ordnungs- und Gewerbeamt** > Gewerbeordnung)

freiberufliche Tätigkeit
(z. B. medizinische Tätigkeiten)

Heilberufe > Ärzte, Therapeuten
Kulturberufe > Lehrer, Künstler
Rechts- und Steuerberufe > Anwälte
Techniker und Naturwissenschaftler

keine Gewerbeanmeldung

GRV-Pflicht

gewerbliche Tätigkeit
(z. B. präventive Tätigkeiten)

Dienstleistungen im Bereich:
Prävention,
Stressbewältigung,
Schönheitspflege etc.

Gewerbeanmeldung

keine GRV-Pflicht

Steuer

Finanzamt
(Einordnung entspr. Einkommen aus selbständiger Tätigkeit)

Kleinunternehmerregelung

Zusammenfassung aller Einkünfte und Versteuerung

10.3.1 Unternehmensform

Es gibt diverse Unternehmensformen, die Du für Deine berufliche Selbständigkeit nutzen kannst. Die für Dich maßgeblichen Vor- und Nachteile der einzelnen Unternehmensformen kann Dir Dein Steuerberater genau erläutern. Wir führen hier einmal die gängigsten Formen kurz auf.

- Am häufigsten wählen Kleinunternehmer die Form des Einzelunternehmens.
- Wenn Du Dich mit einem oder mehreren Geschäftspartnern zusammentun willst, bilden alle Gründer automatisch eine Gesellschaft bürgerlichen Rechts (GbR oder auch BGB-Gesellschaft).
- Legst Du Wert auf eine Beschränkung der Haftung, ist z. B. die Unternehmergesellschaft (UG) sinnvoll, da bei dieser zur Gründung das Mindeststammkapital im Gegensatz zur Gesellschaft mit beschränkter Haftung (GmbH) nur 1 € beträgt.

10.3.2 Tätigkeit richtig anmelden

Bevor Du mit Deinem Gewerbe durchstarten kannst, musst Du eine Meldung beim Ordnungs- und Gewerbeamt durchführen (Kosten einmalig: 26 € je Einzel-Gewerbe bzw. je Gesellschafter einer Personengesellschaft). Hier wird Deine Tätigkeit in der Regel als „gewerblich" eingestuft. Die Einstufung als freiberuflich Tätiger kommt nur für medizinische Gesundheitsfachberufe (Physiotherapeut, Ergotherapeut etc.) in Frage.

Hinweis: Das Thema Scheinselbständigkeit hat in den letzten Jahren immer mehr Wirbel verursacht. Versuche immer, als nicht scheinselbständig zu gelten, da Dir sonst die gesetzliche Rentenversicherungspflicht auferlegt werden kann. Als scheinselbständig gelten vor allem diejenigen selbständig Tätigen, die dauerhaft nur über einen Auftraggeber (Kunden) verfügen, an die fachliche Weisung ihres Auftraggebers gebunden sind und keine freie Wahl des Arbeitsortes und der Arbeitszeit haben. Sinnvollerweise solltest Du also mehrere Auftraggeber haben. In Zweifelsfällen kannst Du auch selbst die Deutsche Rentenversicherung ansprechen, die mit Dir die Eingruppierung abklären kann.

10.4 Steuern und Buchführung

Bevor Du Dich nun im nächsten Schritt mit dem Finanzamt in Verbindung setzt, solltest Du Dich von Deinem Steuerberater über die für Dich günstigste Besteuerung beraten lassen. Möglicher Weise empfiehlt Dir dieser die Kleinunternehmerregelung nach § 19 UStG (auch Kleingründung bzw. Teilzeit- oder Kleinunternehmen genannt). Sie kann für den Start in die Selbständigkeit optimal geeignet sein und ist für Existenzgründungen gedacht, die im Jahr nicht mehr als 22.000 € Umsatz zzgl. Steuern erwirtschaften. Eine Kleingründung ist besonders dafür geeignet, Deine eigenen Fähigkeiten zu testen und erste Ideen gezielt umzusetzen. Der geringe Kapitalbedarf macht Dich weitestgehend unabhängig von Banken und Kreditinstituten, daher ist die Kleingründung auch z. B. hervorragend geeignet für die Gründung eines mobilen Massageservices. Achte jedoch auch bei kleinen Vorhaben auf ein strenges Kostenmanagement. Überlege vorher, ob die Geschäftsidee ausbaufähig ist, damit Du im Optimalfall vom Nebenerwerb in den Haupterwerb wechseln kannst, z. B. durch Umwandlung des mobilen Massageservices in eine stationäre Massagepraxis.

10.4.1 Die Kleingründung

a) Gründung und Arbeitslosigkeit

Arbeitslosigkeit muss kein Grund dafür sein, den Traum der Selbständigkeit zu verwerfen! Ganz im Gegenteil, denn wenn die selbständige Nebentätigkeit weniger als 15 Stunden pro Woche in Anspruch nimmt, so erhältst Du weiterhin Arbeitslosengeld. Jedoch werden die Einnahmen aus der Selbständigkeit auf das Arbeitslosengeld angerechnet.

Bei einer wöchentlichen Arbeitszeit von mehr als 15 Stunden wird die Zahlung des Arbeitslosengeldes eingestellt, da Du nicht mehr als arbeitslos giltst - Deine nebenberufliche Tätigkeit wird dann zu einer selbständigen Haupttätigkeit.

b) Teilzeitgründung

Bei einer Teilzeitgrundung startest Du quasi neben Deiner regulären Festanstellung (in Deinem bisherigen Job) den Gang in die Selbständigkeit, um als Kleinunternehmer z. B. mit einem mobilen Massageservice aktiv zu werden.

Wichtiger Hinweis: Wenn Du bei einem Arbeitgeber angestellt (abhängig beschäftigt) bist, musst Du vor einer Teilzeitgründung auf jeden Fall Deinen Arbeitsvertrag prüfen – es kann sein, dass es eine Regelung in Deinem Vertrag gibt, die vorgibt, dass eine Nebentätigkeit dem Arbeitgeber angezeigt bzw. von ihm genehmigt werden muss. Wichtig ist außerdem, dass Du Deine Geschäftsidee in der Hinsicht überprüfst und abklärst, dass diese nicht in einem Konkurrenzverhältnis zur Tätigkeit Deines aktuellen Arbeitgebers steht. Am einfachsten ist es natürlich, Deinen Arbeitgeber schon im Vorfeld über Deine Pläne der Teilselbständigkeit zu informieren und sowohl Art als auch Umfang der geplanten Existenzgründung zu besprechen, um Ärger zu vermeiden.

10.4.2 Kleingründungen und Besonderheiten

Es gibt bei der Kleingründung einige Besonderheiten, die primär die Bereiche Sozialversicherung, Steuern und Buchführung betreffen. Darüber hinaus gibt es noch einige allgemeine rechtliche Aspekte, die es zu beachten gilt:

a) Umsatzsteuer (USt)

Als Kleinunternehmer kannst Du gemäß der so genannten Kleinunternehmerregelung (§ 19 UStG) von der Umsatzsteuer befreit werden. Dies ist immer dann der Fall, wenn Deine Umsätze zzgl. Steuern im vorherigen Kalenderjahr nicht mehr als 22.000 € betragen haben und im laufenden Kalenderjahr 50.000 € voraussichtlich nicht übersteigen werden.

Tipp: Wenn Du in Deiner selbständigen Tätigkeit jedoch hohe Ausgaben für Investitionen wie PKW, Massagebänke, Praxiseinrichtungen etc. haben solltest, wäre es unter Umständen sinnvoll, auf die Kleinunternehmerregelung zu verzichten – denn dann könntest Du den Vorsteuerabzug geltend machen. Frag bitte einfach Deinen Steuerberater, er kann Dich diesbezüglich ausgiebig beraten und zur richtigen Entscheidung verhelfen.

b) Einkommenssteuer (ESt)

Als Steuerpflichtiger mit zusätzlichem Nebenerwerb (selbständige Tätigkeit) musst Du in der Regel zwei Einkunftsarten in der Steuererklärung angeben:

- Einkünfte aus unselbständiger Tätigkeit
  (der sozialversicherungspflichtige Hauptberuf) und
- Einkünfte aus selbständiger Tätigkeit
  (Tätigkeit als Unternehmer).

c) Buchführung

Als Kleinunternehmer darfst Du eine vereinfachte Buchführung betreiben und bist in der Regel nicht zur Eintragung im Handelsregister verpflichtet. Das hat logistische Vorteile und verringert den Aufwand bei der Buchführung. Es gibt jedoch dabei Höchstgrenzen für Einnahmen und Gewinne, die nicht überschritten werden dürfen:

- Einnahmen nicht höher als 350.000 €
- Gewinn aus Gewerbebetrieb oder
  aus Land-/Forstwirtschaft nicht mehr als 30.000 €

d) Einnahmenüberschussrechnung (EÜR)

Jeder Selbständige, auch ein Kleinunternehmer, ist verpflichtet, am Geschäftsjahresende seine Gewinnermittlung durchzuführen. Solltest Du die Grenzwerte aus dem vorherigen Abschnitt c) „Buchführung“ nicht überschreiten, reicht eine so genannte Einnahmenüberschussrechnung aus, mit der Du recht einfach Deinen Geschäftsgewinn ermitteln kannst.

Doch wie funktioniert die EÜR? Sie wird erstellt, indem Du den betrieblichen Einnahmen die betrieblichen Ausgaben gegenüberstellst – hast Du dann einen positiven Überschuss erzielt, ist dies Dein Gewinn. Beim Verlust verhält es sich genau andersherum.

Hinweis: Achte darauf, nach einigen Jahren in die Gewinnzone vorzustoßen. Denn wenn das Finanzamt merkt, dass auf Dauer (mehrere Jahre hintereinander) keine Gewinne aus selbständiger Arbeit erzielt und verbucht werden, können Steuererleichterungen entzogen werden – das Finanzamt unterstellt in dem Fall, dass „Liebhaberei" (z. B. hobbymäßige Ausübung der selbständigen Tätigkeit) vorliegt.

e) Sozialversicherung

Ob Deine selbständige Tätigkeit als neben- oder hauptberuflich einzustufen ist, darüber entscheidet Deine gesetzliche Krankenversicherung, die dann auch die Einstufung für die Höhe der zu zahlenden Beiträge festlegt.

Deine Notizen:

10.5 Versicherungen

Eine gute und vor allem ausreichende Versicherung für bestimmte Risiken im Geschäfts- und Privatleben sollte für jeden Unternehmer ein wichtiges Thema sein. Nachfolgend möchten wir Dir daher zu dem Thema einige interessante Hinweise geben:

10.5.1 Unternehmerische Absicherungen

Das geschäftliche Risiko kann im Prinzip nicht versichert werden, aber Du kannst eine ordentliche Absicherung gegen diverse Schäden treffen wie z. B. Brand oder Diebstahl.

Ein guter Tipp ist, sich kostenlos vom Gesamtverband der versicherungsnehmenden Wirtschaft e.V. (GVNW) beraten zu lassen und dann nur Versicherungen mit kurzen Laufzeiten abzuschließen, um stets flexibel und unabhängig zu bleiben.

10.5.2 Persönliche Absicherungen

Neben der unternehmerischen Absicherung ist es als Selbständiger zusätzlich wichtig und essentiell, auch private Risiken gut und ausreichend absichern zu lassen. Zu den Basisversicherungen gehören unter anderem:

- Pflege- und Krankenversicherung (gesetzlich und/oder privat)
- Rentenversicherung (gesetzlich und/oder privat)
- Berufshaftpflichtversicherung
- Berufsunfähigkeits- und Erwerbsminderungsversicherung
- Freiwillige Arbeitslosenversicherung für Selbständige
- Unfallversicherung, Krankenhaustagegeldversicherung
- Hinterbliebenenabsicherung

Hinweis: Lasse Dich im Vorfeld ausführlich von unabhängigen Versicherungsagenten beraten und folge dem bekannten Leitspruch: „Versichern Sie so wenig wie möglich, aber so viel wie nötig!"

Deine Notizen:

10.6 Marketing

„Marketing ist der Schlüssel zum Erfolg" – stimmt diese Aussage? Ja! Denn wenn keiner von Deiner Tätigkeit als Wellness-Experte erfährt, kannst Du auch keine neuen Kunden bekommen – so einfach ist das.

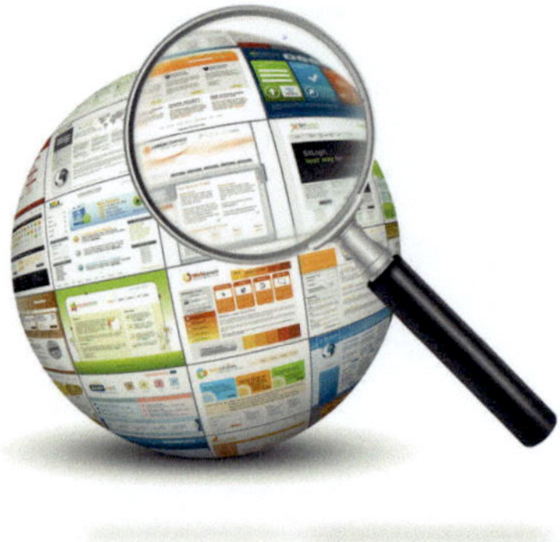

10.6.1 Wie finde ich Neukunden?

Die Gewinnung von Neukunden zählt sicherlich zu den großen Herausforderungen eines jeden Unternehmens. Es ist nicht leicht, dafür zu sorgen, dass immer wieder neue Kunden den Weg in die eigene Wellnessmassage-Praxis finden und im besten Fall zu Stammkunden werden. Doch mithilfe einiger Marketingmaßnahmen ist das durchaus gut realisierbar.

Einfach und gut: Mundpropaganda

Die einfachste und gleichsam am besten wirksame Werbung, die noch dazu vollkommen kostenfrei ist, ist Mundpropaganda. Hiervon profitierst Du zwar erst, wenn bereits einige zufriedene Kunden eine Massage bei Dir genießen konnten, doch dafür ist Mundpropaganda nahezu unschlagbar: Es gibt kaum etwas Besseres, als das Dich zufriedene Kunden weiter empfehlen. Denn, wozu einen Masseur lange suchen, wenn ein Bekannter eine Empfehlung ausspricht? Genau: In den meisten Fällen wendet man sich eher an einen Masseur, der von Freunden, Arbeitskollegen oder Familienmitgliedern empfohlen wird.

Aufgrund dessen bietet es sich an, den eigenen Bekanntenkreis für Weiterempfehlungen zu nutzen. Als Anreiz kann beispielsweise eine kostenfreie Massage dienen. So schlägst Du hier sprichwörtlich gleich mehrere Fliegen mit einer Klappe:

Dein Bekannter freut sich über die Massage und kann somit ehrlich über deren wohltuende sowie entspannende Wirkungsweise berichten. Zudem wird er Dich dann sicherlich sehr gerne weiter empfehlen.

Tipp: Am besten jedem Bekannten mehrere Visitenkarten zum Verteilen mitgeben. Diese sollten hochwertig sein und lediglich die wichtigsten Informationen, wie etwa Adress- und Kontaktdaten sowie in Kurzform Dein Praxisangebot enthalten. Ein gutes Fotos ist ebenfalls von Vorteil, denn Bilder bleiben oftmals besser im Gedächtnis haften als reiner Text.

Beim Marketing sollte es nun darum gehen, bei möglichst vielen potenziellen Kunden die Bedürfnisse Wellness, Gesundheit, Prävention und Wohlbefinden anzusprechen und gleichzeitig genau darzustellen, warum man zu Dir und nicht zur Konkurrenz gehen sollte, wenn z. B. eine entspannende Massage das Ziel ist.

10.6.2 Planung des Marketings

Die gezielte Marketingplanung umfasst diese Fragen:

- Was ist Dein Ausgangspunkt? (= Analyse)
- Was sind Deine Ziele? (= Zieldefinition)
- Wie willst Du diese Ziele erreichen? (= Strategie)
- Welche Mittel willst Du einsetzen? (= Maßnahmen)

a) Die Analyse

Als erste Maßnahme musst Du Deine Ausgangssituation analysieren. Die zu beurteilenden Kernpunkte sind dabei der Markt, die Mitbewerber, die Kunden, die Produkte und Dienstleistungen, die Preise und natürlich auch Deine eigenen, verfügbaren Mittel (Kapital, Mitarbeiter etc.). Die Analyse muss nun Dein Unternehmen möglichst genau bewerten und dabei unter anderem diese Fragen berücksichtigen:

- Erfülle ich die Marktanforderungen?
- Wo muss ich noch Verbesserung leisten?
- Wer sind meine direkten und indirekten Mitbewerber?
- Wie sind deren Preise?
- Welche Stärken und Schwächen habe ich gegenüber meiner Konkurrenz?
- Welche Wünsche und Bedürfnisse haben meine Kunden?
- Welche Preise sind meine Kunden bereit zu zahlen?

b) Die Zieldefinition

Die so genannte Zieldefinition beschreibt konkret, in welchem Zeitraum Du Deine Ziele erreicht haben willst. Benenne daher möglichst genau Deine Ziele in Bezug auf z. B. Umsatz, Gewinn und Dein Image am Markt.

= Beispiel: Am 01.10. des Jahres werde ich einen monatlichen Umsatz von 2750 € erreicht haben und setze dafür ein Werbebudget von monatlich 250 € ein.

c) Die Strategie

Hast Du Deine Marketingziele fest bestimmt, müssen nun die dazugehörigen Strategien entwickelt werden. Bestimme, welche Leistungen Du zu welchen Preisen anbieten möchtest (Büromassage, Massage in der Praxis mit Fangopackung etc.) und welche Vertriebswege dafür genutzt werden sollen.

d) Die Maßnahmen

Unterlege nun Deine konkrete Strategie mit den entsprechenden Maßnahmen, indem Du folgende Planung durchführst: Festlegung des Zeitraums für die Durchführung der Maßnahmen und Kostenermittlung für den Werbeetat. Nach Beendigung der Maßnahmen ist es wichtig, die Aktion zu bewerten und zu ermitteln, ob die Maßnahme insgesamt erfolgreich war.

10.6.3 Marketing- und Vertriebswege

Die Kernfrage jedes Unternehmers lautet: „Wir erreiche ich meine Kunden?" – Wichtig zu wissen ist die allgemeine Tatsache, dass Kunden nur Produkte und Dienstleistungen kaufen, die sie kennen. Daher setze am besten auf folgende Maßnahmen und Marketingwege:

a) Einprägsames Logo

Der Kunde nimmt Dein Unternehmen als eines mit einem eigenen „Charakter" wahr.

b) Visitenkarte und Flyer gestalten und verteilen

Visitenkarten und Flyer sind in der Herstellung ebenfalls sehr kostengünstig. Verteilen kannst Du sie entweder selbst und/oder Du greifst auch hier wieder auf Deine Bekannten zurück und bittest um Hilfe.

Flyer sind sehr universell einsetzbar. Dabei sollte pro Flyer, um der Übersichtlichkeit Willen, am besten lediglich ein Thema aufgegriffen werden, wie etwa:

- Neueröffnung
- Neue Massageart
- Einladung zu einer Veranstaltung, wie etwa zum „Tag der offenen Tür"
- Rabattaktion
- Gutschein-Übermittlung

Idealerweise ist bereits auf einen Blick erkennbar, um welches Thema sich der Flyer dreht. Zudem sollte er optisch ansprechend und nicht „überladen" sein sowie sich an die jeweilige Zielgruppe wenden. Unbedingt vorhanden sein sollten die vollständigen Adress- und Kontaktdaten.

Wichtig: Die Visitenkarte und der Flyer sind in den meisten Fällen der erste „Kontakt" zu einem neuen Kunden. Dementsprechend sollte hier alles stimmig sein: hochwertiges Papier und eine einwandfreie Druckqualität sind somit ein Muss.

c) Onlinewerbung

Online werben kannst Du unter anderem hier:

- eigene Website,
- einem Blog, dazu kann man auch Twitter zählen (Mikroblog),
- in Newslettern per E-Mail,
- in Content Communities wie z. B. YouTube
- in Social-Media-Networks wie Facebook, Instagram, Xing etc.
- in Suchmaschinen wie z. B. Google, Bing etc.

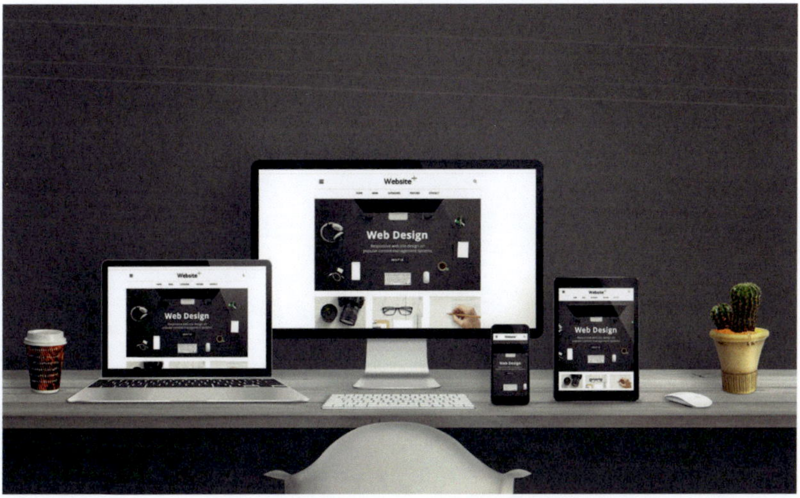

Die eigene Webseite ist sozusagen, das Aushängeschild Deines Unternehmens im Internet. Die meisten Menschen sehen sich bei der Suche nach den verschiedensten Dingen online um. Diese Vorgehensweise ist nicht nur unkompliziert, sondern kann ebenfalls ganz in Ruhe von zu Hause aus erledigt werden.

Eine Webseite ist am besten in übersichtliche Bereiche aufgeteilt, sodass die gewünschte Information schnell auffindbar ist. Hier darf es etwas ausführlicher zugehen als beispielsweise bei einem Flyer. Am besten hältst Du Deine Webseite immer auf dem neuesten Stand, sodass es sich immer wieder lohnt „vorbeizuschauen". Vielleicht verbindest Du Deine Webseite auch mit einem Blog, in dem diverse News rund um die Welt der Wellnessmassagen zu finden sind.
Ebenso sind weitere Social-Media-Aktivitäten, wie beispielsweise auf Facebook, Twitter und Co. empfehlenswert. Die Reichweite dieser Kanäle ist enorm, sodass Du hiermit eine sehr große Anzahl an potenziellen Neukunden ansprechen kannst. Dies gilt im Übrigen auch für Werbeanzeigen im Internet.

d) Printmarketing

Ist etwas mehr Kapital für die Werbemaßnahmen vorhanden, dann sind immer noch Anzeigen in den lokalen Zeitungen empfehlenswert. Trotz Internet und Co. lesen viele Menschen weiterhin gerne eine herkömmliche Tageszeitung – typischerweise am Frühstückstisch oder beim Abendessen.

Nutze beispielsweise:

- die „Gelben Seiten",
- Anzeigen in Tages- und Wochenzeitungen, Fachzeitschriften und
- Plakate in öffentlichen Verkehrsmitteln.

Meistens sind hier regelmäßige Anzeigen deutlich effektiver als eine einmalige Großanzeige.

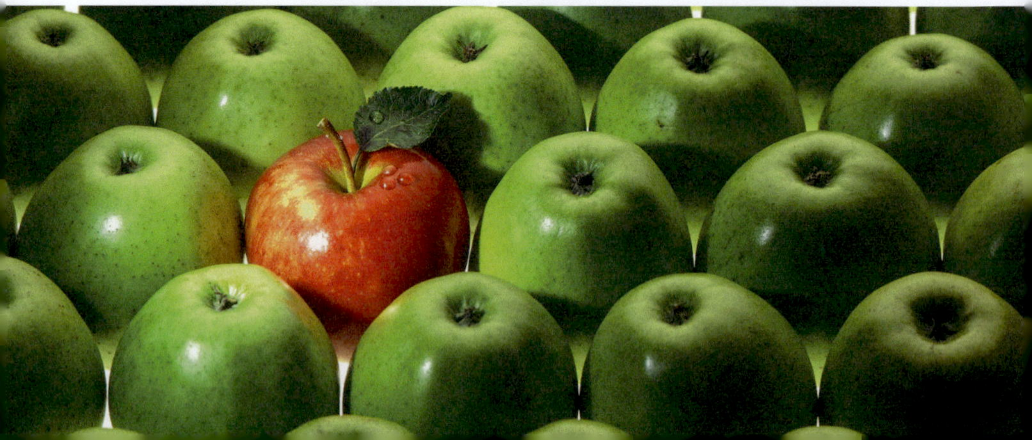

e) Eyecatcher: Aufsteller

Aufsteller sind ebenfalls eine sehr gute, kostengünstige Möglichkeit, um vorbei laufende Passanten auf Deine Wellnessmassage-Praxis aufmerksam zu machen. Viele Menschen sind oftmals in Eile und schauen kaum nach rechts oder links aber ein Aufsteller erregt Aufmerksamkeit. Schlichtweg bereits aus dem Grund, dass man darum herum gehen muss und spätestens dabei wird im Allgemeinen auch die Aufschrift gelesen.

Wie beim Flyer gilt auch hier: Keinesfalls den Aufsteller mit Infos „überfrachten". Ein kurzer Slogan, ein Spruch, der Eindruck hinterlässt, der Hinweis auf einen Preisnachlass und Ähnliches sind hier ideal geeignet.

Wichtig: Die Informationen auf dem Aufsteller sollte schnell gelesen werden können. Lange Zeilen gehen hier zumeist unter beziehungsweise finden kaum Beachtung, wenn schnell vorbei gelaufen wird.

f) Audiospots

Werbespots im Radio erschließen einen großen potenziellen Kundenkreis.

g) Eventmarketing

Präsentation Deines Unternehmens auf Messen, Tagungen und Veranstaltungen, bei denen Du Deine Leistungen auch in Prospekten und Referenzmappen darstellen kannst sowie das Verteilen von Werbegeschenken und Merchandising-Artikeln.

10.6.4 Förderung des Verkaufs

Den Verkauf weiter zu fördern, ist wichtig. Hier kannst Du Dich diverser Maßnahmen bedienen, zu denen vor allem diese drei bewährten „Serviceangebote" gehören:

a) Rabatte und finanzielle Anreize

Vor allem sehr günstige Konditionen locken Kunden an. Dazu gehören z. B. Gutscheine oder auch ein Preisnachlass. Ebenso bietet es sich an, Neukunden nach einer gewissen Anzahl an Massagen eine Gratis-Massage zu spendieren. Solche und ähnliche Angebote sind in der Regel sehr gut dazu geeignet, um neue Kundschaft anzusprechen, denn wer etwas gratis oder günstiger bekommt, ist gemeinhin eher dazu geneigt etwas Neues auszuprobieren, als wenn dafür voll bezahlt werden muss.

Spezielle Rabattsysteme können neue Kaufanreize bei Interessenten setzen – achte dabei jedoch immer darauf, dass Du Deine Einzeldienstleistung nicht zu einem „Dumpingpreis“ verkaufst, weil Du sonst sehr schwer von diesem Niedrigpreis wieder wegkommst.

b) Kundendienst und Service

Guter Kundendienst gehört zu jedem guten Unternehmen. Zeige Deinen Kunden ganz deutlich, dass Du Dir jederzeit ihre Probleme anhörst und sofort Hilfe leisten oder organisieren kannst, denn viele Kunden entscheiden sich für Dienstleister mit freundlichem und ehrlichem Service.

c) Kulanzstrategie

Die Kunden lieben risikolose Leistungen und Produkte. „Bei Nichtgefallen = Geld zurück“ könnte eine fruchtbare Kulanzstrategie sein, die vielleicht bisher kein konkurrierender Massageanbieter aus Deiner Nähe verfolgt hat.

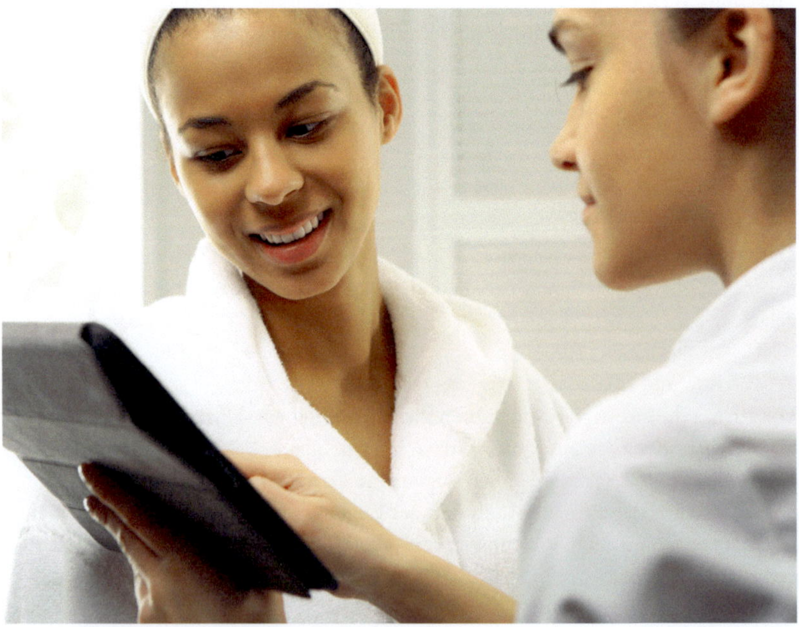

Deine Notizen:

Schlusswort

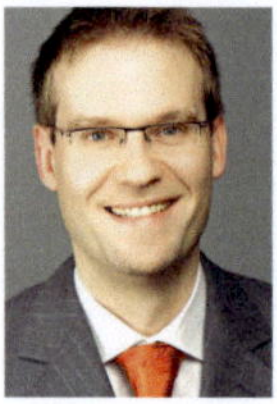

Fertig! Schon hast Du alle Kapitel dieses Heimstudiums durchgearbeitet, klasse! Und, sei ehrlich, hattest Du Spaß daran? Hast Du etwas dazu gelernt? Warst Du neugierig auf das nächste Kapitel, obwohl Du mit dem alten noch gar nicht fertig warst? Und die wichtigste Frage von mir an Dich:

Hast Du „Blut geleckt" und willst Dich intensiver mit dem Massage-, Wellness- und Fitnessbereich beschäftigen?

Du glaubst gar nicht, wie mich das freuen würde! Denn das Paket aus diesem Handbuch und den dazugehörigen Videos bietet Dir die perfekte Grundlage, um stressfrei, kostengünstig und bei freier Zeiteinteilung Dein Wissen aufzubauen und Deine praktischen Skills zu entwickeln.

Lehrvideos zu den Massagen

Thema Videos! Als Käufer des Wellness-Heimstudium-Bundles stehen Dir die dazugehörigen Videos kostenfrei direkt zum Download zur Verfügung! Dadurch kannst Du überall auf der Welt mit Deinem Smartphone oder Tablet unsere Videos schauen und lernen, wann und wo immer Du willst? Damit Du die Videos schnell herunterladen kannst, schreibe einfach eine kurze E-Mail an: info@wellnessinperfektion.de mit folgenden Daten zur Verifizierung:

- Vor- und Nachnamen,
- Geburtsdatum sowie
- E-Mail-Adresse und
- hänge eine Kopie des Kaufbelegs an.

Wenig später senden wir Dir die Downloadlinks zu!

Solltest Du dieses Buch zum Heimstudium ohne die passenden Lehrvideos erworben haben, kannst Du diese unter folgender Adresse einfach nachbestellen: https://www.wellnessinperfektion.de/videos

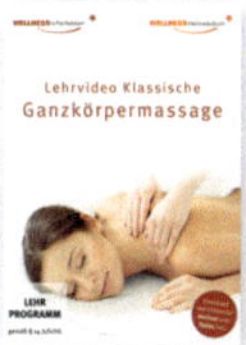

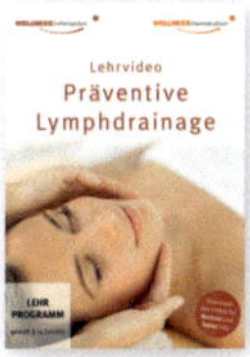

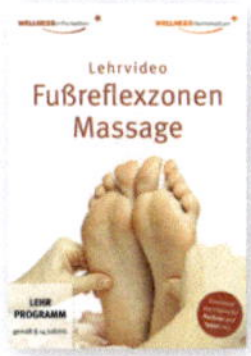

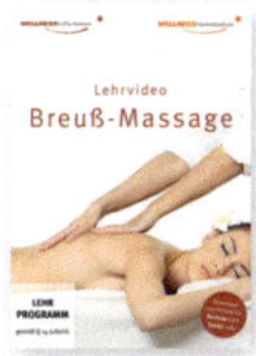

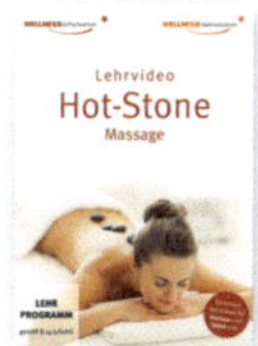

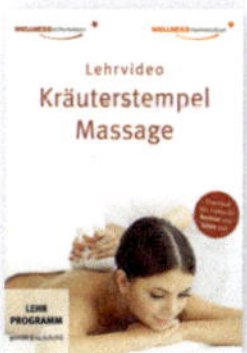

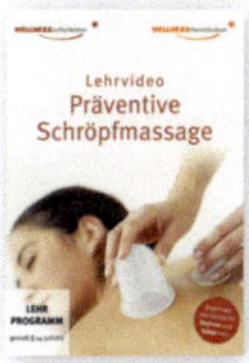

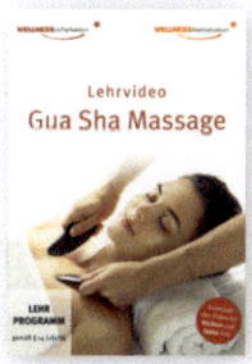

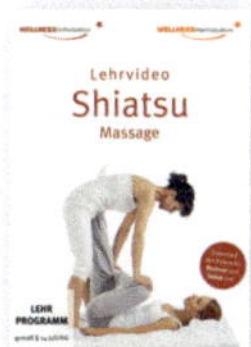

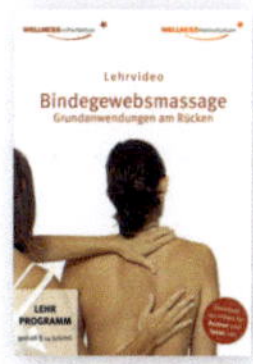

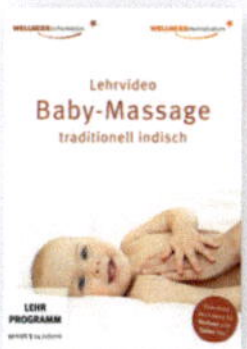

Literaturempfehlungen

Medizinisches Wörterbuch

„Pschyrembel, Klinisches Wörterbuch“,
Verlag De Gruyter,
ISBN: 978-3110211528

Anatomie/Physiologie

„Der Körper des Menschen, Einführung in Bau und Funktion“,
Adolf Faller, Michael Schünke, Thieme Verlag,
ISBN: 978-3133297172

„CompactLehrbuch der gesamten Anatomie / Allgemeine Antomie“
Band 1 von 4,
Walther Graumann, Dieter Sasse, Schattauer Verlag,
ISBN: 978-3794520619

„CompactLehrbuch der gesamten Anatomie / Bewegungsapparat“
Band 2 von 4,
Walther Graumann, Dieter Sasse, Schattauer Verlag,
ISBN: 978-3794520626

„CompactLehrbuch der gesamten Anatomie / Innere Organsysteme“
Band 3 von 4,
Walther Graumann, Dieter Sasse, Schattauer Verlag,
ISBN: 978-3794520633

„CompactLehrbuch der gesamten Anatomie / Sinnessysteme“
Band 4 von 4,
Walther Graumann, Dieter Sasse, Schattauer Verlag,
ISBN: 978-3794520640

„Taschenatlas Anatomie. in 3 Bänden / Bewegungsapparat“
Band 1 von 3,
Werner Platzer, Thieme Verlag,
ISBN: 978-3134920093

„Taschenatlas Anatomie. in 3 Bänden / Innere Organe"
Band 2 von 3,
Helga Fritsch, Wolfgang Kühnel, Helmut Leonhardt, Thieme Verlag,
ISBN: 978-3134921090

„Taschenatlas Anatomie. in 3 Bänden / Nervensystem und Sinnesorgane"
Band 3 von 3,
Werner Kahle, Michael Frotscher, Thieme Verlag,
ISBN: 978-3134922110

„Der Grosse Medizinische Atlas des Menschen",
Univ. Prof. dr. med. Klaus-U. Benner, Sascha Wuillemet, Tosa-Verlag,
ISBN: 978-3850031028

„Taschenatlas Physiologie",
Stefan Silbernagl, Agamemnon Despopoulos; Verlag Thieme,
ISBN: 978-3135677088

„Taschenatlas der Pathophysiologie",
Stefan Silbernagl, Florian Lang, Thieme Verlag,
ISBN: 978-3131021946

„Pathologie 5: Männliches Genitale . Niere . Ableitende Harnwege und Urethra . Skelettsystem . Gelenke, Sehnen und Sehnengleitgewebe, Bursen, Faszien . Haut",
W. Remmele, Springer Verlag,
ISBN: 978-3642592324

„Anatomie, Physiologie, Pathophysiologie des Menschen",
Peter Vaupel, Hans-Georg Schaible, Ernst Mutschler,
Wissenschaftliche Verlagsgesellschaft mbH Stuttgart,
ISBN: 978-3804737242

Massagen allgemein

„Massage: Klassische Massage, Querfriktionen, Funktionsmassage (Physiotherapie Basics)"
Bernhard C. Kolster, Springer Verlag,
ISBN: 978-3540342892

„Das große Buch der Massagetechniken, Die heilende Kraft der Hände bei Beschwerden von A bis Z“,
David Chang, Bassermann Verlag,
ISBN: 978-3809418290

„Handbuch Massage, Wellness und Gesundheit“,
Komet Verlag,
ISBN: 978-3869412696

Hot-Stone-Massage

„Mit Hot Stones entspannen: - Die Massagetechnik für mehr Vitalität - Anleitung für Selbstanwender“
Sissi Eichhorn-Schleinkofer, Verlag Südwest,
ISBN: 978-3424151794

Lymphdrainage

„Grundlagen der manuellen Lymphdrainage“
Michael Földi und Roman Strößenreuther, Verlag Urban & Fischer,
ISBN: 978-3437453656

Baby-Massage

„Sanfte Hände: Die traditionelle Kunst der indischen Baby-Massage“,
Frédérick Leboyer, Kösel-Verlag,
ISBN: 978-3466344116

„Baby-Massage nach ayurvedischer Tradition“,
Kiran Vyas, Danielle Belforti, Sandrine Testas-Lemasson, Verlag Südwest,
ISBN: 978-3517082493

Reflexzonemassage

„Reflextherapie: Bindegewebsmassage Reflexzonentherapie am Fuß (Physiotherapie Basics)“,
Bernhard C. Kolster, Hanne Marquardt, R. Fischer, Springer Verlag,
ISBN: 978-3540000945

„dtv – Atlas Akupunktur“,
Carl-Hermann Hempen, dtv Verlagsgesellschaft,
ISBN: 978-3423032322

Shiatsu-Massage
„Das große Buch der Heilung durch Shiatsu“,
Dr. Shitsuto Masunaga, Dr. Wataru Ohashi, Verlag O.W. Barth,
ISBN: 978-3426291443

Ernährung
„Taschenatlas Ernährung“,
Hans Konrad Biesalski, Peter Grimm, Thieme Verlag,
ISBN: 978-3131153562

„Kalorien mundgerecht – Das praxisorientierte Handbuch“,
Nestlé Deutschland AG
ISBN: 978-3865281418

Abkürzungsverzeichnis

add.	lat. adductor (Adduktor)
BGB	Bürgerliches Gesetzbuch
BWS	Brustwirbelsäule
CT	Computertomographie
GVNW	Gesamtverband der versicherungsnehmenden Wirtschaft e.V.
EL	Esslöffel
ESt	Einkommenssteuer
EÜR	Einnahmeüberschussrechnung
FRZ	Fußreflexzonen
GbR	Gesellschaft bürgerlichen Rechts
GmbH	Gesellschaft mit beschränkter Haftung
GRV	gesetzliche Rentenversicherung
HWG	Heilmittelwerbegesetz
HWS	Halswirbelsäule
ISG	Ilio-Sakral-Gelenk
KfW	Kreditanstalt für Wiederaufbau
l	Liter
LWS	Lendenwirbelsäule
m.	lat. musculus (Muskel)
ml	Milliliter
mm.	lat. musculi (Muskeln)
MPhG	Masseur- und Physiotherapeutengesetz
MRT	Magnetresonanztomographie
UG	Unternehmergesellschaft
USt	Umsatzsteuer
UStG	Umsatzsteuergesetz
WHI	Wellness Heimstudium International
WIP	WellnessInPerfektion GmbH

Abbildungsverzeichnis

Printed in Germany
by Amazon Distribution
GmbH, Erfurt

12718218R00126